U0054535

思想觀念的帶動者

文化現象的觀察者

本土經驗的整理者

生命故事的關懷者

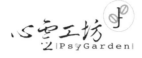

心靈工坊
|PsyGarden|

Mental Health

黑暗來襲，風暴狂飆，讓生命承載著脆弱與艱辛

猶如汪洋中一塊浮木，飄向無盡混沌迷霧

勇敢接受生命中的不完美，視為珍寶禮物

懷著信心、希望與愛，重燃生命，點亮靈魂！

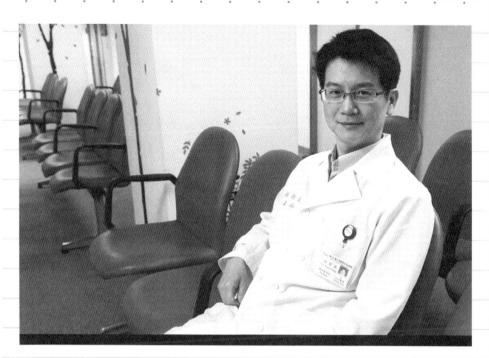

著———林朝誠

宅男宅女
症候群

與社交焦慮症共處

面對人群、走入團體讓你不由自己的緊張又焦慮嗎？
別驚，拿起這本書，幫助自己走出心理魔障！

臺大醫師到我家
MentalHealth (006)
精神健康系列

總策畫　高淑芬
主編　　王浩威、陳錫中
合作單位　國立臺灣大學醫學院附設醫院精神醫學部
贊助單位　財團法人華人心理治療研究發展基金會

【總序】

視病如親的具體實踐

高淑芬

　　我於2009年8月，承接胡海國教授留下的重責大任，擔任臺大醫學院精神科、醫院精神醫學部主任，當時我期許自己每年和本部同仁共同完成一件事，而過去四年已完成兩次國際醫院評鑑（JCI），國內新制醫院評鑑，整理歷屆主任、教授、主治醫師、住院醫師、代訓醫師於會議室的科友牆，近兩年來另一件重要計畫是策劃由本部所有的主治醫師親自以個人的臨床經驗、專業知識，針對特定精神科疾病或主題，撰寫供大眾閱讀的精神健康保健叢書，歷經策劃兩年，逐步付梓，從2013年8月底開始陸續出書，預計2014年底，在三年內完成全系列十七本書。

　　雖然國內並無最近的精神疾病盛行率資料，但是由世界各國精神疾病的盛行率（約10～50%）看來，目前各

種精神疾病的盛行率相當高，也反映出維持精神健康的醫療需求量和目前所能提供的資源是有落差。隨著全球經濟不景氣，臺灣遭受內外主客觀環境的壓力，不僅個人身心狀況變差、與人互動不良，對事情的解讀較為負面，即使沒有嚴重到發展為精神疾病，但其思考、情緒、行為的問題，可能已達到需要尋求心理諮商的程度。因此，在忙碌競爭的現代生活，以及有限的資源之下，這一系列由臨床經驗豐富的精神科醫師主筆的專書，就像在診間、心理諮商或治療時，可以提供國人正確的知識及自助助人的技巧，以減少在徬徨無助的時候，漫無目的地瀏覽網頁、尋求偏方，徒增困擾，並可因個人問題不同，而選擇不同主題的書籍。

即使是規律接受治療的病人或家屬，受到看診的時間、場合限制，或是無法記得診療內容，當感到無助灰心時，這一【臺大醫師到我家‧精神健康系列】叢書，就像聽到自己的醫師親自告訴你為什麼你會有困擾、你該怎麼辦？透過淺顯易懂的文字，轉化成字字句句關心叮嚀的話語，陪伴你度過害怕不安的時候，這一系列易讀好看的叢書，不僅可以解除你的困惑，更如同醫師隨時隨地溫馨的叮嚀與陪伴。

　　此系列叢書最大的特色是國內第一次全部由臺大主治醫師主筆，不同於坊間常見的翻譯書籍，不僅涵蓋主要的精神疾病，包括自閉症、注意力不足過動症、早期的精神分裂症、焦慮症、失智症、社交焦慮症，也討論現代社會關心的主題，例如網路成癮、失眠、自殺、飲食、兒童的情緒問題，最後更包括一些新穎的主題，例如親子關係、不想上學、司法鑑定、壓力處理、精神醫學與遺傳基因。本系列叢書也突顯臺大醫療團隊的共同價值觀——以病人為中心的醫療，和團隊合作精神——只要我們覺得該做的，必會團結合作共同達成；每位醫師對各種精神疾病均有豐富的臨床經驗，在決定撰寫主題時，大家也迅速地達成共識、一拍即合，立即分頭進行，無不希望盡快完成。由於是系列叢書，所以封面、形式和書寫風格也需同步調整修飾，大家的默契極優，竟然可以在忙於繁重的臨床、教學、研究及國際醫院評鑑之時，順利地完成一本本的書，實在令人難以想像，我們都做到了。

　　完成這一系列叢書，不僅要為十七位作者喝采，我更要代表臺大醫院精神部，感謝心靈工坊的總編輯王桂花女士及其強大的編輯團隊、王浩威及陳錫中醫師辛苦地執行編輯和策劃，沒有他們的耐心、專業、優質的溝通技巧及

　　時間管理，這一系列叢書應該是很難如期付梓。

　　人生在世，不如意十之八九，遇到壓力、挫折是常態，身心健康的「心」常遭到忽略，而得不到足夠的了解和適當的照顧。唯有精神健康、心智成熟才能享受快樂的人生，臺大精神科關心病人，更希望以嚴謹專業的態度診療病人。此系列書籍正是為了提供大眾更普及的精神健康照護而產生的！協助社會大眾的自我了解、回答困惑、增加挫折忍受度及問題解決能力，不論是關心自己、孩子、學生、朋友、父母或配偶的身心健康，或是對於專業人士，這絕對是你不可或缺、自助助人、淺顯易懂、最生活化的身心保健叢書。

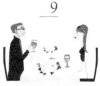

【主編序】

本土專業書籍的新里程

王浩威、陳錫中

　　現代人面對著許多心身壓力的困擾，從兒童、青少年、上班族到退休人士，不同生命階段的各種心身疾患和心理問題不斷升高。雖然，在尋求協助的過程，精神醫學的專業已日漸受到重視，而網路和傳統媒體也十分發達，但相關知識還是十分片斷甚至不盡符實，絕大多數人在就醫之前經常多走了許多冤枉路。市面上偶爾有少數的心理健康書籍，但又以翻譯居多，即使提供非常完整的資訊，卻也往往忽略國情和本土文化的特性和需求，讀友一書在手，可能難以派上實際用途。

　　過去，在八○年代，衛生署和其他相關的政府單位，基於衛生教育的立場，也曾陸續編了不少小冊式的宣傳品。然而，一來小冊式的內容，不足以滿足現代人的需

要：二來，這些政府印刷品本身只能透過分送，一旦分送完畢也就不容易獲得，效果也就十分短暫了。

於是整合本土醫師的豐富經驗，將其轉化成實用易懂的叢書內容，成為一群人的理想。這樣陳義甚高的理想，幸虧有了高淑芬教授的高瞻遠矚，在她的帶領與指揮下，讓這一件「對」的事，有了「對」的成果：【臺大醫師到我家・精神健康系列】。

臺大醫院精神醫學部臥虎藏龍，每位醫師各有特色，但在基本的態度上，如何秉持人本的精神來實踐臨床的工作是十分一致的。醫師們平時為患者所做的民眾衛教或是回應診間、床邊患者或家屬提問問題時的口吻與內容，恰好就是本書系所需要的內涵：儘可能的輕鬆、幽默、易懂、溫暖，以患者與家屬的角度切入問題。

很多人都是生了病，才會積極尋求相關資訊；而在尋尋覓覓的過程中，又往往聽信權威，把生病時期的主權交託給大醫院、名醫師。如果你也是這樣的求醫模式，這套書是專為你設計：十七種主題，案例豐富，求診過程栩實，醫學知識完整不艱澀，仿如醫師走出診間，為你詳細解說症狀、分享療癒之道。

編著科普類的大眾叢書，對於身處醫學中心的醫師們

而言，所付出的心力與時間其實是不亞於鑽研於實驗室或科學論文，而且出書過程比預期的更耗工又費時，但為了推廣現代人不可不知的心身保健的衛教資訊，這努力是值得的。我們相信這套書將促進社會整體對心身健康的完整了解，也將為關心精神健康或正為精神疾患所苦的人們帶來莫大助益。

　　這樣的工作之所以困難，不只是對這些臺大醫師是新的挑戰，對華文的出版世界也是全新的經驗。專業人員和書寫工作者，這兩者角色如何適當地結合，在英文世界是行之有年的傳統，但在華文世界一直是闕如的，也因此在專業書籍上，包括各種的科普讀物，華人世界的市面上可以看到的，可以說九成以上都是仰賴翻譯的。對這樣書寫的專門知識的累積，讓中文專業書籍的出版愈來愈成熟也愈容易，也許也是這一套書間接的貢獻吧！

　　這一切的工程，從初期預估的九個月，到最後是三年才完成，可以看出其中的困難。然而，這個不容易的挑戰之所以能夠完成，是承蒙許多人的幫忙：臺大醫院健康教育中心在系列演講上的支持，以及廖碧媚護理師熱心地協助系列演講的籌劃與進行；也感謝心靈工坊莊慧秋等人所召集的專業團隊，每個人不計較不成比例的報酬，願意投

入這挑戰；特別要感謝不願具名的黃先生和林小姐，沒有他們對心理衛生大眾教育的認同及大力支持，也就沒有這套書的完成。

這是一個不容易的開端，卻是讓人興奮的起跑點，相信未來會有更多更成熟的成果，讓醫病兩端都更加獲益。

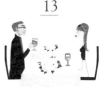

【自序】

連上多彩多姿的人生

林朝誠

　　想起小雪在第一次參加團體治療前，焦慮到掉淚的模樣令人印象深刻！那是在團體治療室的外面，個案在室外坐著等待；治療根本還沒開始，小雪就非常地緊張、發抖、坐立不安。等到團體治療開始，大家都已入座，只剩她還坐在外面，工作人員邀請她入座時，她的眼淚就流下來了，工作人員努力地安慰與鼓勵，她還是死命地想逃離現場。

　　在接受精神科住院醫師訓練時，雖然也學過社交焦慮症這個新的診斷，但從來沒有像實際接觸這些個案時感受如此深刻。接觸社交焦慮症的因緣要追溯自「心靈園地網站」——這是一群專業義工自1995年開始從事網路精神及心理健康服務的網站——我們在網路諮詢時發現有不少個

案可能有社交焦慮症，於是請教已故的專家李宇宙醫師，在他的解說與彼此討論下，開啟了探索台灣社交焦慮症的歷程。

我們在心靈園地的網路調查中發現了很高比例的社交焦慮症個案，接著在台大醫院進行社交焦慮量表的信效度研究以建立可靠的評量工具；然後從事藥物治療及團體治療的研究，以了解社交焦慮症的治療效果；在了解個案多麼害怕面談之後，我們試著用網路及電話來進行調查及訪談；即使這樣，我們發現個案還是很難出門接受治療，於是開始研究如何用網路虛擬病人的方式來進行衛教，並探討個案難以前往求助的相關因素，以克服他們的障礙而銜接到臨床的治療。

這些年的寶貴經驗讓我們對社交焦慮症有深刻的認識，也成為這本書主要的素材來源；此外我們加上了本土的流行病學（如高淑芬醫師）及國際上的研究報告，也採用最新的美國精神醫學會之精神疾病診斷準則（DSM-5），用深入淺出的方式讓讀者同時了解國際上社交焦慮症的最新進展，及本土的實際情形。

這本書內容的編排，先從澄清內向害羞不等於社交焦慮症開始，第一章用實際案例及電影情節來呈現社交焦

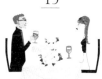

慮症患者的生活世界；第二章介紹社交焦慮症的症狀與診斷，包括自評量表的使用；第三章包括社交焦慮症的病因、病程及預後；第四章著重在社交焦慮症的各種治療方法，如藥物、認知行為治療等；第五章強調社交焦慮症可能伴隨其它精神疾病而讓病情更形複雜。本書內容的撰寫以一般民眾為對象，但專業人員也可從中獲得新知以及各種評估與治療的經驗。

這本書的完成，得感謝許多接受我們訪談、調查與治療的個案，你們的勇氣令人敬佩；不管現在的你是否已走出社交焦慮的陰影，請繼續面對它。我不會忘記你們靦腆而可愛的笑容，就像大導演李安一樣。我也很難忘卻你們康復、痊癒之後，侃侃而談如演說家般的自信；有些人也許會病得比較久或比較嚴重，但請不要忘了自己寶貴可愛的特質。本書提及的案例，已使用化名，並盡量修改案例內容，以保護個人的隱私。

如果沒有許多專業人員參與相關的臨床實務與研究，本書無法誕生。心靈園地的陳震宇、白雅美醫師一起開啟了這扇門，王聲昌醫師提供了量表及團體的寶貴經驗，劉嘉逸、蕭美君、林奕廷在量表翻譯及信效度上的協助，陳錫中、詹佳真、林安省、梁珪瑜、黃惠琪醫師及陳淑惠老

師研究所學生龔怡文、黃玉蓮等人一起努力建立認知行為團體治療的模式，陳建廷及曾懷萱等醫師在藥物治療及網路研究上積極的參與（陳建廷醫師幾乎在各方面都積極參與），台大醫院師長們的支持，住院醫師們的協助，齡瑤、玉婷等多位助理的幫忙，最後在心靈工坊王桂花總編輯及多位同仁的協助下得以完成本書，誠摯感謝。最後，要感謝幕後最大功臣：太太和女兒的支持與鼓勵。

　　本書完成後，我有二個願望。第一個願望是希望讀者看完這本書後，對社交焦慮症有更多的認識，如果自己是社交焦慮症患者，能夠勇敢的面對，並及早治療，唯有面對才能克服困難、改變人生；如果是親友有社交焦慮症，他們很需要你，如果能在你的鼓勵與陪同下，尋找專業人員協助，他們才有勇氣面對。第二個願望是希望專業人員看到此書後，能夠提高對社交焦慮症的敏感度，因而辨識出潛在的社交焦慮症個案，繼而銜接治療或轉介給相關專業人員，以得到更好的療效。

　　社交焦慮症患者就像一部害怕中毒而不敢連上網的電腦，希望本書的完成得以在自己、親友及專業人員一起努力下，連上多彩多姿的人生！

17

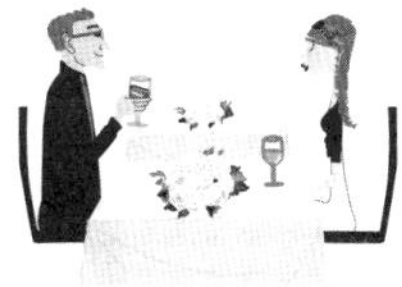

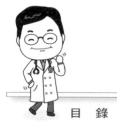

目　錄

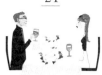

【前言】

都是害羞惹的禍？

　　近幾年來，高科技的網路世界，造就了全新的E世代，也讓「宅男宅女」成為新興的流行詞。

　　顧名思義，「宅男宅女」指稱的是「寧可整天宅在家裡，沒事就足不出戶」的族群。尤其網際網路愈來愈方便，生活大小事只要坐在電腦前面，甚或打開手機，就可以靠「滑指神功」搞定，在家也可以購物、聯繫工作、跟朋友哈拉、跟陌生人玩遊戲，甚至可以遠距開會、處理公事，因此，不愛出門的人愈來愈多，創造了「宅在家」的廣大市場，「宅」成為顯學、成為潮流，漂亮女明星們也紛紛搶當「宅男女神」，一旦冠上這名稱，身價立刻扶搖而上。過往被貼上負面標籤的宅男宅女，總算宅出了一片天。

　　不過，在各式各樣、眾多類型的宅男宅女當中，有一個特殊的族群，是值得我們關注的，那就是社交焦慮症

（social anxiety disorder，簡稱SAD）的病友們。

什麼是社交焦慮症？讓我們先來看看幾個案例。（為保護當事人隱私，本書中的案例故事皆採用化名）

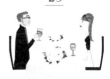

【案例一】

上台好緊張，我無法出門上課

　　銘雄今年十九歲，他覺得自己最近變得很害羞、很在意別人對自己的看法。在人群中，他總覺得所有的目光都注視著他。他變得很退縮、很孤僻，但內心其實很想交朋友。他的朋友不多，都是在中學時期認識的，那時候他不是這麼內向，可以交到一些朋友，也都算是知心好友。

　　銘雄正在大學就讀，每次需要上台報告或回答老師問題，就會臉色發白，緊張到發抖，甚至手抖到無法寫字，臉頰漲紅。他發現，老師盡量不再問他問題，同學們分組討論也不會主動找他。愈是這樣，他就愈難過，內心一直想著，老師和同學們一定都在心裡取笑他。

　　雖然他努力克服，但上課的焦慮情緒卻沒有改善。漸漸地，只要碰到需要上台報告，銘雄就不敢去上課，乾脆悶在宿舍裡上網。缺課的情況愈來愈嚴重，父母開始擔心他無法順利畢業。

【案例二】

我沒辦法和家人一起看電視

筱蓮是二十五歲的上班族，從小就特別內向，很害怕跟長輩或是不認識的人相處。她的朋友向來不多，大家都說她是個文靜寡言的女孩子。

學校畢業進入社會以後，由於工作上常需要開會和接待客戶，讓她壓力很大。一遇到必須向上級進行報告或出席大型會議，就會緊張到說不出話來，甚至請假逃避。

大約一年前開始，筱蓮又出現新的問題，她沒有辦法跟別人一起看電視、電影，就算是家人、男友也不行，只要有人在旁邊，她就會焦慮到視線無法集中，一直坐立不安，讓旁人也無法專心，尷尬的情況日益嚴重。

筱蓮現在每天都只想躲在房間裡獨處，一步也不想踏出房門，任何人的關心問候，對她都變成壓力。她覺得很沮喪，已經沒辦法過正常的社交生活了。

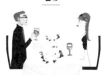

【案例三】

別人都在看我，我講不出話來

　　阿德任職某電腦公司研發部門，三十五歲的他雖然高大英挺，但個性相當內向，平日除了工作之外，唯一的興趣就是上網，沒辦法到公共場合從事任何活動，至今依然單身。

　　父母對阿德至今沒有女友這件事感到很焦急。阿德自己也知道公司裡有不少女生對他有好感，但是他就是無法跟不熟的人說話，一碰到面就會全身僵直，冷汗直流，所以他只好盡量閃人，大家都以為他在耍酷，但知道內情的人，則認為他是個怪咖。

　　他雖然有不少網友，但那是另一個世界，實際上不可能見面，所以他在網路上可以暢所欲言，談笑風生。愈是耽溺於網路，愈是脫離現實，慢慢地，他連一個真正的朋友都沒有。

　　阿德的工作表現雖然穩定，但完全不善溝通，碰到上司就緊張得不知所措，更別提開會時，只要想像大家都注視著自己，他就心慌意亂面紅耳赤，無法說話，恨不得變

成隱形人。

阿德的困境使他一直無法升遷，只能待在無須跟人互動合作的基層職位，他對自己和未來，漸漸喪失信心。……

從以上的案例可以知道，社交焦慮症患者並非真的樂於宅在家中。他們不是不願意出門，而是無法出門，很害怕與外界接觸。他們的內心其實很渴望走出去，很希望自己可以跟別人一樣，自由自在交朋友，享受友誼和社交的樂趣，輕鬆擁抱世界。

如果可以選擇，他們未必想當宅男宅女。實在是萬不得已啊。

你有社交焦慮症的朋友嗎？或者，你自己就有類似的困擾？

其實，社交焦慮症比我們想像中更加普遍。根據估計，它已經成為世界上第三大的精神疾病（僅次於憂鬱症和藥物酒精濫用），全球病友大約佔4%～14%的人口。陸續出現的統計數字，確實驚人：

* 在美國，至少一千五百萬人深受這種身心疾病所苦。
* 在日本，至少有三百萬人罹患社交恐懼症，其中四成辭去工作或請病假休息。
* 在台灣，根據台北榮總的調查，大台北地區的高中及國中學生，有一成左右符合社交焦慮症的診斷。（《蘋果日報》2003.11.10報導）
* 在中國，上海市曾有調查數據顯示，青少年已成為社交焦慮障礙的高發人群，其中十三歲到二十四歲的發病率最高，達到8%。2010年12月四川大學華西醫院心理衛生中心公布的調查結果也顯示，在成都地區，大學生及中學生的患病率為8.15%。（《中國新聞週刊》2011.01.13「別怕陌生人」專題報導）

　　全球有這麼多人口承受著社交焦慮症的痛苦，但是，社會對他們的了解並不多，因為這類患者沒辦法出現在公眾面前，也很難對外人清楚訴說自己的感受。直到最近幾年，社交焦慮症才逐漸受到大眾及精神醫療專業界的重視。

　　如果，你正是社交焦慮症的患者，請不要灰心，這

本書就是為你而寫。如果，你的身旁有親友對社交感到害怕，也請記得伸出援手、多些鼓勵。透過本書，你將會知道：社交焦慮症是可以治癒的，只要付出耐心，接受專業的幫助，宅男宅女們也可以走出門外，擁有正常的社交生活，建立美好人際關係，享受快樂人生。

【第一章】

認識社交焦慮症

害怕陌生人的宅男宅女，
就像一部怕中毒而不敢網路連線的電腦。

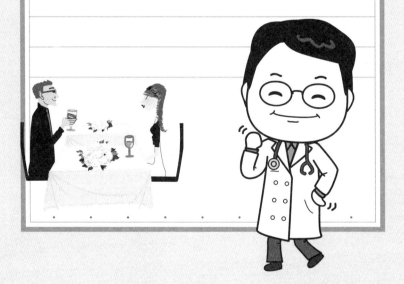

阿宅、害羞與社交焦慮

宅男渴望有春天：從電影「電車男」講起

說到社交焦慮，讓我們從幾年前一齣很受歡迎的日本電影《電車男》講起：

一位集「御宅族」、「網路毒男」、「秋葉男」等身份於一身的網路系統工程師，與父母同住，日常活動範圍就是辦公室、家裡、通勤電車、專賣電腦相關物件的秋葉原，主要開銷是買電動、漫畫、網路遊戲與玩具，沒事就窩在家裡玩公仔、看漫畫和上網，主要的人際關係是網友，偶爾參加同人誌聚會。現實生活上很害羞、很內向，一碰到與人互動的場合就會手忙腳亂。活到二十二歲還沒交過女友，是孤單且邊邊緣的標準阿宅一族。

有一天，他見義勇為，在電車上慌張而笨手笨腳地救了被醉漢歐吉桑騷擾的可愛女生，人生從此不一樣！

兩天後，可愛女生寄給他高級的愛瑪仕對杯作為謝禮，連名牌都認不出來的他，慌亂得不曉得該怎麼辦。他想約這位「愛瑪仕」小姐吃飯，但是從來沒有約會經驗，更不曾在高級餐廳用餐過，不知如何是好的他，只好用「電車男」的化名，在網路上的獨身男性版（網友簡稱

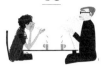

阿｜宅｜小｜常｜識

何謂「御宅族」？

　　在日文中，「御宅」（おたく）一詞的本意是「貴府」及「您」等意思。「御宅族」首先是由八〇年代日本社會學家中森明夫提出，用來統稱沉迷於動漫、電腦遊戲等次文化的狂熱者或發燒友，現在則泛指熱衷於某種次文化，並對該文化有極深入研究和了解的人。

　　「御宅族」本身是中性的用語，但轉變成為「宅男」之後，就被想像為不擅人際溝通、足不出戶的網路族，而產生帶有負面的意涵。

　　在日本，御宅族還衍生出另一個相關名詞：「秋葉原系」。由於御宅族的興趣多半以動畫與遊戲為主，對於電腦產品有著強大的興趣和需求，故常於東京市內被稱做「電器一條街」的秋葉原一帶出沒，這些只專注於電腦產品卻不重視穿著打扮的阿宅族群，就被稱為「秋葉原系」。

「毒男版」）求救。

「要去哪吃飯？拜託啦！」就因為「電車男」這句話，一群同病相憐、感同身受的毒男們，紛紛留言為他打氣，絞盡腦汁幫他出主意。被男友拋棄的護士提出女性的建議，閒得發慌的主婦也加入討論，成日泡網咖的「毒男三人組」更把「電車男」當成自己的化身，熱切為他加油。

在這些熱情的鼓勵下，電車男終於用顫抖的手指，按下了愛瑪仕小姐的電話號碼。……

後來，短短兩個月期間，整個留言板上眾網友們的情緒，也隨著「電車男」求愛過程中的希望與挫折而起伏，歡笑與淚水交織，彼此間的友誼也更加堅定。他們不斷鼓舞著「電車男」，而最後，「電車男」願意為愛成長、努力改變自己的那份勇氣，也深深打動了他們……

宅男宅女並不等於社交焦慮

在這裡要澄清的是，《電車男》並不是一部關於社交焦慮症的電影。如前所述，宅男宅女 並不等同於社交焦慮。有很多阿宅一族，只是純粹喜歡宅在家裡，個性卻熱情大方，交遊廣闊，一點也不會害羞內向。要是硬把宅男

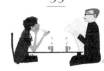

宅女都帶到精神科求診，可就成了天大的錯誤囉。

我們會以「電車男」來舉例，只是因為男主角要跟心儀的對象約會時，所呈現的緊張舉止，跟社交焦慮的症狀非常相近。例如要打電話時，手裡緊緊握著手機，卻反反覆覆，遲遲不敢撥號；他在網路上留言：我的手在發抖、臉部發燙、心跳加快……我對我自己的軟弱，感到難為情。

社交焦慮症，簡單地說，是對社交或公開場合感到強烈恐懼或焦慮的精神疾病，又名社交恐懼症（social phobia），屬於焦慮症的一種，是現代社會最常見的精神疾病之一。

社交焦慮發作時，會讓患者的頭腦一片空白、舌頭打結，甚至無法回答最簡單的問題。令患者恐懼的社交情境，包含開會、參加聚會、與陌生人交談、在他人面前吃東西、在眾人面前發言或演講，面對權威人士等等。有的患者跟熟人可以侃侃而談，但一遇陌生人就啞口無言。

社交焦慮症患者往往會刻意迴避陌生人、異性，以及人多的場合。如果非要面對，立刻就感到渾身不自在、手足無措、說話結巴、臉紅、發抖、冒冷汗、甚至快要昏倒等。如果碰上大人物，例如名人、上司、老師、偶像等，

更是雪上加霜。

　　「電車男」也讓我們看見，現代的網路科技確實為害羞內向的人開創了一片天。尤其是社交焦慮症的患者，日常生活中的人際情境對他們形成很大壓力，而網路世界具有匿名性、不用出門、無需面對面交談等優點，所以許多患者透過網路尋找友誼，或是像「電車男」一樣，遇到困難時，可以向廣大的陌生網友求救。

　　全球華人知名的精神醫療及心理健康網站，由超過二百位台灣專業人士組成的「心靈園地」（http://www.psychpark.org），就有很多同病相憐的網友，透過網路，在留言板上吐露痛苦的心聲：

　　「以往都只把它當作害羞在處理，有此病的人，才知道這種病的苦。……」

　　「我上班從不和人交談，下班後就把自己關在房間裡，沒有朋友，家人也都沒法溝通，唯一的依靠是電腦，我不知道還能怎樣和能撐多久。……」

　　「我不知道怎樣跟人說『對』的話，常對說出口的話很後悔自責。很容易緊張焦慮，即使熟悉的環境，熟悉的親友同事，都要努力適應調整才有辦法。」

　　「我最近很容易胸悶，如果跟別人打招呼他們不回

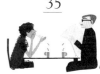

應，我會跑到廁所哭。這一年嚴重到我都不敢跟人講話，有時候試著假裝很健談，可是很痛苦，沒幾秒鐘就很緊張、腦袋空白、發抖，我看對方也很不自在的樣子，就想趕快逃離現場。在路上遇見同學，他們都會假裝沒看到我，不知道為什麼我就是沒辦法當個正常的青春無敵的高中女生，這個問題每天都在我心中，害怕到我不想上學，不想看到人，我不敢想像上大學後一個人生活會怎樣？……」

「我真的很想知道這個病是不是真的有完全康復的一日。本人患有此病已十三年，病情時好時壞，我很容易緊張，一感到驚慌就全身發抖，別人好像也看得出來，這令我很困擾。最近連出門剪髮都緊張，我很怕自己會從社交焦慮變成憂鬱症。……」

害羞內向不等於社交焦慮

從以上的留言，可以看到，社交焦慮症者的內心，充滿驚慌與苦楚，但外人卻無法理解，以為他們只是孤僻或害羞。

害羞內向並不等同於社交焦慮。在強調每個人都要積極進取的現代社會，害羞的人確實承受了不小的壓力。據

說，美國女演員妮可・基嫚（Nicole Kidman）曾如此形容
自己：「我很自然地會想要消失在昏暗的劇院內，我真的
非常害羞。」

　　造型總是令人目瞪口呆的女神卡卡（Lady Gaga），
也曾自爆自己並非如眾人所看到的耍酷表相，「也許和熟
識的人在一起我並不害羞，但是面對全然陌生的人，我就

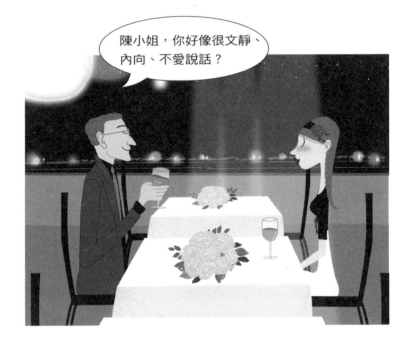

會非常害羞，感覺就像回到高中時期的我，無法融入那個場合。」

不只女明星會害羞，演活加勒比海海盜的強尼‧戴普（Johnny Depp）也有小生害羞的一面：「我害羞、神經質，隨便你想用甚麼字眼來形容，我討厭出名。」

揚名國際的大導演李安，在媒體上露臉時，經常流露出靦腆害羞的表情，卻被形容為溫文儒雅，與群眾沒有距離。

時至今日，害羞也能成為一種獨特魅力，而經過一番努力，害羞的人還是可以在眾人注目的舞台上大放異彩。

但是，千萬別把「害羞」與「社交焦慮」混為一談。害羞和內向是一種人格特質，並非病態，通常可以藉由自我訓練來改善，即使無法完全改變，也可能被稱讚為正向的性格。

而社交焦慮卻是一種極端不舒服的身心狀態，當事人不只是不擅交際、木訥寡言而已，更會出現莫名的焦慮、恐懼、憂鬱或恐慌的症狀，甚至會影響學業、社交、親密關係、工作表現和職業生涯的功能。

換句話說，害羞內向不是病，但社交焦慮症則需要專業的協助。兩者的本質並不相同。

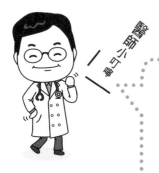

楊可凡醫師

這兒有十個小提醒，可以讓你不再害羞喔：

1. 每個人都會有害羞的時候。
2. 當我害羞時，我說服自己這並沒有什麼好或不好。
3. 並沒有人特別注意我，那只是我自己的感覺。
4. 把注意力放在自己的動作上，而不是別人的眼光。
5. 深呼吸，放輕鬆。
6. 別人並不會因為我害羞而看輕我。
7. 臉紅並沒有什麼大不了的。
8. 害羞只是一種特質，我跟外向的人不一樣。
9. 當我有安全感時，就不會覺得害羞。
10. 沉默是金、害羞無害。

社交焦慮症患者的生活世界

飽受折磨的痛苦處境

「現今，社交恐懼症是美國第三大精神心理疾病，但是人們對它的了解卻是少之又少。」美國社交焦慮症協會（Social Anxiety Institute）創辦人湯瑪斯・理察博士（Thomas A Richard , Ph.D.）如是說。

湯瑪斯・理察原本是中學老師，卻深受社交焦慮症所苦，他翻遍了各種書籍，卻找不到答案，因為「社交畏懼症」這一個名詞直到1970年代末期才出現，並逐漸受到各界重視。在發病的過程中，他曾經沒有家、沒有工作、痛苦到想自殺……。他遭受社交焦慮症折磨超過二十年，終於康復，並取得精神科醫師執照。他成立了「社交畏懼症／社交焦慮症協會」（SP／SAA），並主持社交焦慮研究所，透過網站（https ://socialanxietyinstitute.org）幫助全國各地的病友。

理察博士曾經發表一篇文章「社交焦慮症患者的生活世界」，「心靈園地」網站的駐站臨床心理師李意鈞將它翻譯出來，作為衛教之用。在這裡，我們引用部分內容，讓讀友們更了解社交焦慮症患者的痛苦處境。

＊在大街上……

　　對一個社交恐懼症患者而言，要走上大街、進入人群是一件相當困難的事，他覺得別人好像都透過窗戶在看著他的一舉一動。更糟的是，如果偶遇到一位友人，必須很不自在的打聲招呼。他的招呼會同時讓自己和那位友人感到為難，因為他的聲音聽起來是如此微弱以及不確定，讓對方知道他是如此的害怕。

　　更糟的是，社交恐懼症患者並不希望任何一個人知道他內心的恐懼。他嘗試逃避每一個人的眼光注視，並且祈禱在回到家之前，不會或不必跟任何一個人說話。

＊在超級市場……

　　患者很討厭在超市購物時，必須站在隊伍中等待結帳。每一個人似乎都在盯著她看，那種「被盯著看」的窘迫感是如此的真實，讓她很害怕。現在她必須和人打招呼。她試著擠出笑容，事後，她很確定自己出醜了！而且明顯感受到內心的焦慮上升到了最高點。

＊打電話……

　　另一社交恐懼症患者坐在電話前面，感受到極端的痛

苦。她不敢拿起話筒，因為她會覺得自己太打擾別人，而對自己感到相當心煩。同時她很害怕被別人拒絕。她更害怕跟認識的人通電話，深怕打擾到對方，或是對方根本不想跟她說話。

最糟糕的是，社交恐懼症患者通常在打電話之前，就已經有被拒絕的感覺！如果真的鼓起勇氣打了電話，事後她會不斷回想：自己剛剛說了什麼？別人是如何回應的？然後她會認定自己剛剛的表現是「失敗的或愚蠢的」，和她過去所做的任何事一樣。只要想到那通電話，她就會覺得窘迫不安。

＊會議中⋯⋯

「每當我必須跟權威人士說話，全身就好像被凍僵一樣。」⋯⋯

一位社交恐懼症患者表示，他非常厭惡上班，因為每星期都有一次固定的會議，他必須跟每一個人報告工作計劃與進度。光是想到這些就足以讓他焦慮，甚至前一天就無法好好入睡。會議好不容易結束了，他才能卸下一身的緊張與焦慮。但是會議中的經驗卻仍歷歷在目，他確信自己的發言及討論相當愚蠢，而且每一位成員都看見他的愚

蠢與害怕。

下週老闆將會加入會議。雖然距離會議尚有七天之久，他的胃已經開始翻攪。他在老闆面前說話總是結巴、吞吞吐吐、臉漲紅，而且會緊張到忘記自己要講的內容，在場的每一個人都會親眼目睹他的窘狀。焦慮每天纏繞著他，他不斷的回想、再回想，擔心、再擔心，這場災難不斷的在心中擴散……

＊上課第一天……

一位患有社交恐懼症的大學生拒絕參加開學第一天的課程，因為教授將帶他們認識環境，並且要每個人上台自我介紹。光是想到坐在教室裡，等待著向一群陌生的同學介紹自己，就開始覺得窘迫。這樣的焦慮實在壓力太大了，所以他選擇了逃避。

＊孤獨、受困的感覺……

「我是世界上唯一有這種令人毛骨悚然症狀的人。……」另一位試圖參加社交聚會的年輕患者，非常非常孤單，因為他實在太害怕跟陌生人互動，人多又擁擠的場合只會讓他覺得更糟。認識新朋友的想法讓他非常害

怕──他不知該說些什麼！尤其當別人盯著他看的時候，他簡直渾身不自在，不知道自己會不會被拒絕。

「我總是覺得自己像一個被拋棄的人。」就算某些人表面看起來很和善，但是他們終將發現他臉上有著僵硬的表情和勉強的笑容。他幾乎所有時間都待在家中，一個人看電視打發時間，也唯有一個人在家時，才會感到放鬆。相信嗎？他已經有十二年不曾去過任何一個地方……

＊工作面試時……

對於一個社交恐懼症的患者而言，參加工作面試簡直就像一次慘絕人寰的酷刑，因為他們知道，過度緊張只會失去被錄取的機會。他們也知道在焦慮緊張的情境下，一定會說錯話！這對他們來說是極大的挫折，因為明明知道自己可以勝任那份工作，卻偏偏因為緊張與焦慮，而無法通過面試！

不合理的思考與害怕

理察博士指出，雖然上述的社交焦慮患者有相同的困難，但是每個人多多少少都有一些不太一樣的症狀。比如有些人無法在公共場合書寫，因為擔心別人正在看他，因

此手部顫抖不停；有的人無法保住工作；更嚴重的人甚至無法在他人面前吃或是喝東西。

他們共通常見的生理症狀是：臉紅、冒汗、說不出話、感覺好像全身被凍僵一樣。另一項共有的症狀是不合理的思考與害怕。他們清楚知道別人不會一直盯著他們看、不會無聊到不斷批判他們。他們也清楚了解別人不會無故羞辱或是使他們難堪。儘管如此地明白，但他們仍然無法控制地、持續地感到恐懼、焦慮與和害怕。

因此，只要有人在旁邊，他們就無法真正放鬆，也無法享受社交生活。他們總覺得人們在注意、打量，或是以某種方式在批評著他們。這是社交恐懼症患者的夢魘，所以他們選擇逃避人群，因為逃避焦慮比面對焦慮來得容易，也輕鬆許多。

社交恐懼症是美國排名第三的精神健康問題，但是，它也是最容易被誤診的疾病。理察博士指出，因為一般社會大眾甚至部分醫療機構對它不夠了解，許多病友常會被誤診為精神分裂症、躁鬱症、憂鬱症、恐慌症或是人格疾患，而給予錯誤的治療，或錯失治療時機。

更糟糕的是，多半患者並不清楚自己為何會有這些反應，也很少在媒體上看到相關討論，以致於他們往往誤以

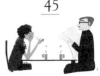

為自己是世界上唯一擁有這種恐怖症狀的人。因為這種想法，所以他們必須為自己保守秘密，因而陷入更孤獨無助的處境之中。

東方文化認為木訥寡言是美德，易忽略病症

跟西方社會比較起來，亞洲人普遍比較內向害羞，社交焦慮症的問題更容易受到忽略。

在台灣，小孩子放假整天窩在家裡不出門，不喜歡講話很安靜，不但沒有什麼大不了，甚至會被父母和親友讚美很乖巧。成年後如果木訥寡言，也常被視為忠厚老實，是一項美德。一般大眾對宅男宅女的印象，往往停留在「沉迷網路」、「懶得出門」而已，並不知道其中可能隱含著社交焦慮症的族群。

社交焦慮症患者很少主動尋求協助，因為要出門去醫院、要排隊、掛號、跟醫師會談，整個過程都是一連串的社交情境，會嚴重引發他們的焦慮和恐懼。由於求診案例較少，因此相關的研究也不多，常被大眾忽略，往往低估其嚴重性。

我們的鄰居日本，已經開始注意到社交焦慮症的危害。2013年2月4日的《日本華人網》上，就有一則這樣的

新聞報導：

【日本社交焦慮症患者超300萬　四成辭職或病休】

　　日本最新研究報告稱，日本目前的社交焦慮症患者達三百萬人以上，以年富力強者居多。

　　日本放送協會（NHK）電視台報導，以治療「社交焦慮症」為討論課題的「日本焦慮障礙學會」在札幌市召開。該學會報告了日本「社交焦慮症」患者的嚴峻情況，稱年輕力強的社交焦慮患者「在人面前不能說話」、「不擅長參加聚會」等與人交流時表現出強烈的焦慮感和恐懼感，已對生活造成了障礙。該學會報告顯示，日本國內這樣的患者有三百萬人以上。

　　在會議上，千葉大學研究生院研究人員指出：「對患者進行調查時，表現出症狀的患者平均年齡在十八歲左右。實際接受治療的患者平均年齡超過三十歲。這很可能是因為人們誤以為社交時的焦慮與恐懼是性格問題，而不是疾病，所以延遲了治療。」

　　據參加該學會的研究者透露，目前年輕力強的患者比較多，且有四成以上辭掉工作或請假休息。

該學會相關研究者還針對「社交焦慮症」治療藥物做了報告，亦列舉了「通過諮詢」和「改變患者行動方式」等有效治療方法。

　　擔任該學會報告團團長的千葉大學研究生院教授清水榮司說：「現在，配合患者情況，已經有各種各樣的治療方法。如果感覺到與人交流不暢，或者感覺有些異常，請儘早諮詢治療。」

誰在社交焦慮？

社交焦慮症的流行率

究竟，我們社會裡有多少社交焦慮症的病友呢？

根據美國的統計資料，就終身盛行率而言，有4%至14%左右的人罹患社交焦慮症，男性與女性的人口比例相當。

香港中文大學健康情緒中心估計，香港約有一成人口出現社交焦慮症狀；另有醫師調查指出，只有15%的社交焦慮症患者最後接受了治療。

台灣針對社交焦慮症的流行病學研究非常少。2003年11月10日，《蘋果日報》報導：台北榮總針對台北市九百多名十二到十九歲的國中、高中生進行問卷調查及訪談，發現有11%的國中生、14%的高中生患有社交焦慮症。而在出現社交焦慮症的一百多名受訪者中，約有一半伴隨有憂鬱症，六成合併有強迫症等其他的焦慮症。

到目前為止，最新的調查報告是台灣大學附設醫院精神部高淑芬醫師於2005年所發表。研究對象是國中學生，發現國一、國二、國三學生的社交焦慮症盛行率分別為3.4%、1.8%、2.0%，女生比例高於男生。

高醫師此研究僅針對國中生，且僅調查最近三個月內的狀況，並不代表終身盛行率，因此數字比例較低。

　　由於社交焦慮症患者不願出門的特性，因此以台大為主的醫師團隊從2007年起，在「心靈園地」網站上進行調查研究。陳建廷醫師於2011年發表學術論文，在一千三百零七位參與研究的網友中，有70.3%可能患有社交焦慮症，比例很高。可見在宅男宅女的族群中，潛在的社交焦慮症病友的比例很高。

　　陳醫師發現，運用網路讓民眾上網自行檢測，是篩檢社交焦慮症的有效方法。但問題是，病友即使做了測驗，知道自己有社交焦慮症的傾向，但仍然足不出戶，躲在家裡不肯就醫。因此醫師團隊繼續在心靈園地網站上進行研究，從二千二百三十四位參與研究的網路個案中，發現71.9%達到社交焦慮症標準，之後再以電話進行會談，除了確認填答者的狀況，也嘗試建議他們能進一步接受專業的協助。雖然參加研究的網友很多，只可惜願意接受電話訪問的對象仍然有限，於是本團隊努力的方向轉為在網路上進行衛教宣導，以柔性勸導的方式，鼓勵患者到醫院接受治療。

社交焦慮症的名人

雖然社交焦慮症會帶來許多痛苦和麻煩，但是，它並不是無法克服的。

例如國內歌壇中，以憨厚宅男形象出現在螢光幕的歌手盧廣仲，就曾被媒體爆料，稱他社交恐懼症作祟，打電話前先擬草稿 ，以具體的方法幫助自己克服緊張。

據說享譽國際的搖滾歌后瑪丹娜，曾在奧斯卡頒獎典禮的表演舞台上，緊張得全身顫抖；稱霸舞壇多年的芭蕾舞巨星巴瑞希尼可夫（Mikhail Baryshnikov），在表演前甚至會焦慮到反胃；動作片巨星哈里遜・福特（Harrison Ford）、美國著名的電視脫口秀主持人大衛・萊特曼（David Michael Letterman）、美國職棒大聯盟賽揚獎得主葛蘭基（Zack Greinke），都成功克服了社交焦慮的陰影，開創成功人生。

電影《飢餓遊戲》女主角珍妮佛・勞倫斯（Jennifer Lawrence），在2013年11月的《Madame Figaro》雜誌裡大方揭露，她小時候曾經得過社交焦慮症和過動症，長期接受治療及藥物控制，度過坎坷的童年，而加入教會的劇團，幫助她度過了這個難關，找到人生的重心。十四歲時就立下演戲志向，後來以優異的學業成績提早兩年從高中

畢業，開始她的演藝人生。

　　2004年諾貝爾文學獎得主，奧地利猶太裔小說家、劇作家兼詩人艾芙烈‧葉利尼克（Elfriede Jelinek），因為患有社交恐懼症和特定場所畏懼症（agoraphobia），無法親自到瑞典首都斯德哥爾摩領獎。「我無法應付人群。」她說，她的焦慮症狀極為嚴重，不但無法前去劇院或搭乘飛機，更不可能參加任何公開儀式。她非常懼怕在一間密室中與許多人一起、受到眾人矚目的感覺。

　　因此，在諾貝爾頒獎典禮上，只能播放她預先在維也納家中自行錄影的得獎演說。這是奧地利有史以來第一位諾貝爾文學獎得主，同時也是諾貝爾史上第一位沒有出席頒獎典禮的文學獎得主。事後，諾貝爾委員會還特別破例，親赴奧地利，在瑞典駐奧大使的官邸，將諾貝爾文學獎的得獎證書頒發給她。

　　這些案例和名人故事告訴我們：要幫助社交焦慮症患者，第一步就是了解他們的內心世界。只要擁有適當的理解、支持和鼓勵，相信將有更多病友可以鼓起勇氣，一步一步重建社交生活，迎接快樂和友誼。

【第二章】

社交焦慮症的症狀與診斷

暴露在可能被別人檢視的社交情境中，
你會感到害怕或焦慮嗎？

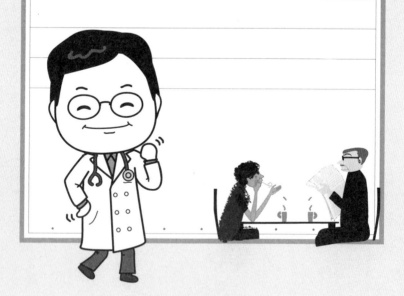

　　凱薩琳是蘇格蘭人，她跟先生來到台灣，後來因為先生的工作外調，又到新加坡居住。她的症狀是，到新加坡後很不適應，如果要參加學校的會議，例如家長會，她前幾天就會緊張得不得了，不知道去參加會議該怎麼辦，要跟其他家長聊些什麼。有時候，她先生邀請同事或朋友到家裡吃晚餐或聚會，在聚會之前她也會非常緊張。連上超市買菜，都會緊張，漸漸變成出門都感覺困難。

　　後來她回到台灣，接受精神科的診斷後，她才知道自己罹患了社交焦慮症，經過治療之後，情況逐漸好轉。

　　害羞的人，自古皆有，但害羞過了頭，就出現不適應的病態症狀。以前因為資訊不足，許多患者宛若陷入迷霧之中，外人也不能理解，繞了許多冤枉路。但現在，只要花兩分鐘，填寫一份簡單的量表，就可以檢測自己的社交焦慮指數了。

自我檢測社交焦慮指數

你曾經懷疑自己有社交焦慮症嗎？國外已發展出具有信度和效度的量表，台灣常用的三種檢測量表如下，提供給各位讀友參考：

右側這個量表是根據美國杜克大學精神病學和行為科學系教授康納（Kathryn M.Connor）等醫師所設計的量表翻譯而來，題目內容涵蓋畏懼、逃避、生理症狀三大面向，可以有效檢測社交畏懼程度以及是否達到臨床上社交焦慮的水準。

如果你的測驗總分達到二十四分以上，就有可能是社交焦慮症的高危險群。

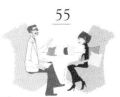

社交畏懼症評量表（Social Phobia Inventory, SPIN）

說明：基於過去一個星期以來（包括今天）的情況，請針對以下問題影響你（妳）的程度，進行評估。請務必回答完所有問題，每一個問題只勾選其中一個分數。

問　　　題	0 完全 沒有	1 一點點	2 有一些	3 滿多	4 非常 強烈
1. 我害怕權威人士。					
2. 在別人面前，我會有臉紅的困擾。					
3. 聚會和社交活動讓我害怕。					
4. 我避免跟我不認識的人講話。					
5. 遭受批評會讓我非常害怕。					
6. 我害怕出糗，以至於避免做某些事情或跟別人講話。					
7. 在別人面前冒汗會令我苦惱。					
8. 我避免參加聚會。					
9. 我避免參加讓我成為眾人注意焦點的活動。					
10. 跟陌生人講話讓我害怕。					
11. 我會避免在別人面前發表意見或演講。					
12. 我願意做任何事以避免遭受批評。					
13. 當我四周有人時，我會有心悸的困擾。					
14. 在別人有可能注視我的情況下，我會害怕做某些事情。					
15. 我最害怕出糗或看起來很愚蠢的樣子。					
16. 我避免跟任何權威人士講話。					
17. 在別人面前發抖或顫抖會令我苦惱。					

※2008年3月6日經台大醫院林朝誠醫師辦公室修訂

害怕負面評價簡式評量表（Brief Fear of Negative Evaluation Scale, BFNES）

這個量表可以檢測社交焦慮症患者害怕的程度。

說明：仔細閱讀下列描述，並且根據1到5的害怕程度量尺，在適當的欄位裡打勾。

1＝一點也不是我的特質，2＝有一點點是我的特質，

3＝有一些是我的特質，4＝非常是我的特質，5＝極度是我的特質

問　　　題	1 一點也不是	2 有一點點是	3 有一些是	4 非常是	5 極度是
1. 即使我知道那並不會造成差別，我會擔心別人怎麼想我。					
2. 即使我知道人們正在形成對我不利的印象，我也不憂心。＊					
3. 我經常會害怕別人注意到我的缺點。					
4. 我很少擔心我正在給某人什麼樣的印象。＊					
5. 我害怕別人不會贊同我。					
6. 我害怕別人會找到我的錯處。					
7. 別人對我的看法不會困擾我。＊					
8. 當我和某人說話時，我擔心他們可能會怎麼想我。					
9. 我通常會擔心我造成了什麼樣的印象。					
10. 如果我知道某人正在評斷我，那對我的影響很少。＊					
11. 有時候我覺得我太關心別人怎麼想我。					
12. 我願意做任何事以避免遭受批評。					

※註1：有＊記號者（第2、4、7、10題）為反向計分，也就是填1者得5分，填5者得1分。
　 註2：請將每一題的分數加總起來，分數愈高表示愈害怕。

李波維茲社交焦慮量表（the Liebowitz social anxiety scale, LSAS）

此量表的目的在評估不同情境之下，社交恐懼對生活影響的程度。

說明：請仔細閱讀每一個情境，並回答關於此情境的兩個問題。第一個問題是在此情境中會感到焦慮或是害怕的程度。第二個問題是會避免這種情境的頻率。如果某種情境是你不曾經驗到的，請想像「假如面對這種情境時會如何」，然後去評估害怕程度，和是否會迴避此情境。請以最近一周的狀況來評估作答，並在以下的表格填寫出最適合的答案。

害怕或焦慮：0＝無，1＝輕微，2＝中度，3＝嚴重
迴避：0＝從不（0%），1＝偶爾（1～33%），
　　　2＝時常（33～67%），3＝通常（67～100%）

問　　　　題	害怕或焦慮	迴避
1. 在公眾場合講電話（p）		
2. 參加小型團體（p）		
3. 在公眾場合吃東西（p）		
4. 在公眾場合與其他人喝飲料（p）		
5. 與權威人士談話（s）		
6. 在觀眾面前演戲、演奏或演講（p）		
7. 參加聚會（p）		
8. 在被人注視下工作（p）		
9. 在被人注視下寫字（p）		
10. 打電話給一個不是很熟的人（s）		
11. 和一個不是很熟的人聊天（s）		
12. 和陌生人會面（s）		

13. 在公共廁所小便（p）		
14. 進入一個其他人都已就座的房間（p）		
15. 處於他人注意的焦點（s）		
16. 在會議中公開發言（p）		
17. 做一個測驗（p）		
18. 對一個不熟的人表達不同意或反對的意見（s）		
19. 看著不熟的人的眼睛（s）		
20. 對一個團體做報告（p）		
21. 試著認識異性朋友（p）		
22. 向商店退貨（s）		
23. 舉辦聚會（s）		
24. 拒絕強勢的推銷員（s）		

註：在每一題目後面的標示，（p）是表現（performance）、（s）是社交互動
（social interaction）。

※台大醫院精神醫學部林朝誠醫師研究室翻譯編製

這個量表的特色是總共列出二十四個社交焦慮症患者很可能會遇到的不同情境，包含表現情境和社交互動情境，就每個情境的害怕程度分別進行自我評估，可提供醫師作為診斷和治療的參考（60分以上為廣泛型社交焦慮症的高危險群，30分以下表示可能沒有社交焦慮症）。

社交焦慮症的症狀

　　做完檢測量表之後，你是否覺得自己的社交焦慮指數偏高呢？如果是，你可以更進一步，檢視自己是否具有下列四大症狀？這四個面向，也是醫師在臨床診斷時，很重要的參考依據。

情緒症狀

1. 焦慮及預期性焦慮

　　宏祥自從上了大學，每次要上台報告前總會緊張到失眠，尤其是男女同學同組報告時，簡直是手心腳底冷汗直流，根本講不出話來，報告成績不佳連帶影響學業成績，父母驚覺為何從小考試成績名列前茅的孩子，上了大學後課業卻一落千丈？與學校老師溝通後才發現，宏祥可能有社交焦慮症。

　　社交焦慮症患者不只是在別人面前感到焦慮，很多人甚至在尚未出現於社交場合之前，就已產生了預期性焦慮。例如學生在考試之前，音樂人在上台表演之前，就開始焦慮不安。曾經有個病例，在考試前兩

個月就開始緊張。焦慮是這類患者的核心症狀，愈是遇到重大的事情就愈焦慮。

2. 害怕

另一個核心症狀是害怕。社交焦慮症患者害怕被拒絕、怕犯錯、怕出糗、怕被嘲笑、怕被批評，還怕冒犯他人，最典型的是怕被羞辱和怕被拒絕。整體而言，他們害怕負面評價。

例如《電車男》中的御宅族，遇到心儀的女生就特別困窘，生怕被拒絕。即使受邀跟對方共進晚餐，他也沒辦法面對，怕冒犯到對方。許多患者會一直跟周遭的人說對不起，明明沒有做錯事，卻一直驚慌失措，認為自己有問題。

在就醫的案主當中，有許多人在自述過去經驗時，均提及小時候曾經被老師當眾羞辱，自此在心中萌生陰影，覺得自己一無是處。

生理症狀

社交焦慮症患者常出現的生理症狀，包括發抖、肌肉緊繃、臉紅、冒汗、心跳加速、心悸、輕微頭痛、暈眩、吞嚥困難、作嘔、尿急、腸胃不適、胸悶、言語表達困

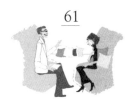

難、窒息感或呼吸急促等。每個人的症狀不太一樣，有的患者甚至會嚴重到恐慌發作。

恐慌發作是整個人失控、有快死掉的感覺。有些人不知道自己很緊張，只感覺到心臟怦怦跳得很厲害，一下子就臉紅。有的人可以意識到自己很緊張，上台報告會發抖，這又讓他更加緊張，這類型患者往往是因為這些生理現象來求診，以為自己身體健康出問題。

認知症狀

認知是大腦用來取得、組織，或運用訊息及知識的過程，包括集中注意、記憶、了解、學習、推理、解決問題，及決策等功能。社交焦慮症患者很在意周遭人的眼光，注意力的焦點全放在別人會怎麼看待他，並且用負面的認知模式去思考。

一般人在表演或上台報告的時候，的確會成為眾人注意的焦點。但社交焦慮症患者在吃東西或走路時，也可能會認為別人都在注意他，非常敏感，認定別人一定察覺到他的緊張，或看見他的表現未如預期。

比方說在進行報告的時候，若台下有人打瞌睡，社交焦慮症患者就會以為「一定是我講得不好」；或者自我假

設「大家一定都在嘲笑我」，從這樣的認知開始推想，然
後對自己做出負面評價。

　　社交焦慮症患者在獨處時可以很自然、很放鬆、表現
良好，但在眾人面前時，卻由於以上的負面想法而產生過
度的焦慮，以致對自己的表現失去信心。台大醫師研究團
隊曾經做過研究，問患者是否知道自己患有社交焦慮症，
大部分回答是肯定的，有些患者也能理解到這樣的焦慮或
害怕是不合理的、是過度反應，卻無法控制自己。他們知
道自己需要專業的協助，卻無法主動走出家門求助。

行為症狀

　　社交焦慮症最明顯的行為就是逃避，可能是主動逃
避，也可能是被動逃避。

　　被動逃避的例子很多，比方說去喝喜酒時，患者會晚
一點到、早一點走，以盡量縮短社交情境的時間，減少互
動機會。若有數個工作機會，患者也會選擇最不需要露臉
的職務或單位，盡量避免社交壓力。

　　主動逃避可以電影《啞巴歌手》為例。主角是一名從
不開口說話的女孩，卻有絕妙的歌喉，且能模仿名人的唱
腔。她有一位經常在外遊蕩、嘮叨不停的媽媽，和她的寡

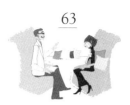

言內向、與世隔絕成為強烈的對比。這位無法理解女兒的媽媽給她女兒取了綽號叫 Little Voice ，簡稱LV。

自從父親死後，LV就一個人安靜地聽著父親留下來的經典唱片，沉醉在她最喜愛的歌手和演員的魅力中。她很能唱，但是不說話，甚至有語言表達困難。看到家裡來了陌生人，她會立刻逃到房間裡，或別人看不到的角落。偶然間，一位星探發現了她，將LV從深受驚嚇、亟欲逃脫的狀態，變成舞台上的閃亮新星。

若你確實出現以上這些情緒、生理、認知和行為症狀，並不代表一定就罹患社交焦慮症，因為還要看它們的影響程度有多大。如果嚴重影響到學業、社交、工作、日常生活的功能，才算是符合社交焦慮症的臨床診斷標準。

醫師小叮嚀

家裡如果有社交焦慮症的患者，家人切忌再以批評、譏諷等言詞刺激，以免狀況惡化。

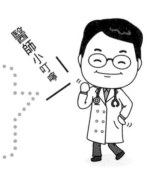

其他心理症狀

除了上述的三大症狀之外，社交焦慮症患者還會出現的心理和情緒特徵有：

1. **低自尊**：由於人際的退縮，許多患者會愈來愈缺乏自信心，變得比較低自尊，認為自己處處不如人。

2. **高自我批評**：許多患者常覺得自己什麼事都做不好。他們期待自己在別人心目中有很好的形象，但是往往達不到自己預設的標準，因而有很深的自責和挫敗感。

3. **常有憂鬱症狀**：長期的退縮與孤單感，讓他們很容易悶悶不樂、寡言、情緒低落、悲觀。

社交焦慮症患者還有一些常見的身體和人際特徵，例如過度順從他人、身體姿勢僵硬、不敢與人有眼神接觸、講話時聲音過度輕柔、不肯談論自己的事情等等。

他們找工作時，會盡量挑選不需要與人接觸的職業，女性則偏好當家庭主婦。

他們多半不肯出門接受治療，但會努力嘗試自我治療，例如吃一些幫助放鬆的藥、喝酒紓解壓力、參加宴會前先喝酒壯膽等。

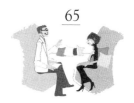

　　社交焦慮症患者因為害怕與人相處，因此通常比較晚婚，或不願結婚；他們有時會出現反向行為，譬如過度控制自己，或者因為太焦慮而變得喋喋不休。

　　也有部分社交焦慮症患者並不會表現出內向害羞，頂多看起來是有怪癖，不喜歡跟人太親近，或者被誤認為是過度客氣和有禮貌。

　　一般而言，社交焦慮患者的行為反應，往往會阻礙他們擁有健康的人際關係和社交生活，甚至影響了個人的自我實現。因此我們還是要鼓勵患者勇敢踏出家門求診，不要讓社交焦慮劫持了自己原本可以更加幸福、美滿的人生。

社交焦慮症的發現與演變

關於社交焦慮症的診斷，要從這個疾病如何被發現談起。

社交焦慮症是新興的精神疾病，但早在1903年，法國心理學家皮耶‧金奈（Pierre Janet）就率先提出「社交情境畏懼」（phobies des situations sociales）的概念，不過當時並不受到重視。

一直到1960年代，英國精神科醫師埃薩克‧馬克斯（Isaac Marks）開始研究相關病症，把「畏懼」（phobias）分成三類，包括特定場所畏懼（agoraphobia）、社交畏懼（social phobia）和特定畏懼（specific phobia）。他明確提出「社交畏懼」這個名詞，其概念也慢慢被釐清。

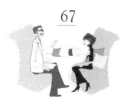

醫 | 學 | 小 | 常 | 識

特定場所畏懼症、社交畏懼症、特定畏懼症

《國際疾病分類第十版》（ICD-10-CM/PCS）將
畏懼症（或稱為「恐懼症」）分為三類：

特定場所畏懼症（agoraphobia）

以前也有人譯為「廣場恐懼症」、「開放空間恐懼
症」或「懼曠症」， agora原義是一種人們的聚會，所
以也有人主張譯為「聚會恐懼症」。患者的主要表現為
不敢進入商店、公共汽車、劇院、教室等公共場所和人
群集聚的地方，或者是黑暗空曠的場所，擔心忍受不了
那種場合所帶來的極度焦慮，因而努力迴避，甚至根本
不敢出門。患者以女性居多。

社交畏懼症（social phobia）

主要表現是：在社交場合下感到害羞、侷促不安、
尷尬、笨拙、怕成為人們恥笑的對象。他們不敢在人們
的注視下行動、說話、書寫或進食；他們害怕聚會，害
怕與人近距離相處，更害怕自己成為大家注目的焦點；

他們不敢當眾演講，不敢與重要人物談話，擔心自己會面紅耳赤。有的患者會害怕並迴避與人視線接觸。

他們畏懼的主要是陌生人，尤其是異性、上司和權威人士。但也可能擴展到熟人，甚至是自己的親屬、家人、配偶。多在青少年期間發病，女性發病率比男生高一點。患者若被迫進入社交場合，便產生嚴重的焦慮反應，惶然不知所措。

特定畏懼症（specific phobia）

患者對某一特定的物體、情境有一種不合理的恐懼。常起始於童年，比如恐懼某一種小動物，但通常這種恐懼會隨着年齡增長而消失。為何少數人會一直持續到成人呢？目前尚無法解釋。

特定畏懼症的症狀恆定，多只針對某一特殊對象，如恐懼昆蟲、老鼠或刀剪等物品。但有部分病人卻可能在消除了對某一物體的恐懼之後，又出現新的恐懼對象。

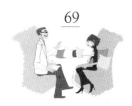

　　美國哥倫比亞大學精神科醫師李波維茲（Michael Liebowitz）於1985年提出了「社交焦慮症量表」，目前任教於美國天普大學的心理學家海明伯格（Richard Heimberg）亦大力強調應該重視這個疾病，社交焦慮症才逐漸被研究、了解。

　　美國精神醫學會《診斷與統計手冊第三版》（*The Diagnostic and Statistical Manual III*, DSM-III）首次提及「社交畏懼症」，但學界認為這是一種「針對公開表現」的特定恐懼，應該要和「畏避型人格障礙症」（avoidant personality disorder）區分開來。

　　1987年《診斷與統計手冊第三修訂版》出版時，增加了社交畏懼症的亞型，將那些恐懼「大部分」社交情境的人納入「廣泛型社交焦慮症」，而不單指那些恐懼「表現」的人。

醫｜學｜小｜常｜識

畏避型人格障礙症
（avoidant personality disorder）

美國精神醫學會的《診斷與統計手冊第五版》，對於畏避型人格障礙症的診斷，是指一種社交壓抑、感到不足、及對負面評價過度敏感的人格模式，在下列七個項目中，至少需符合其中四項：

1. 因為害怕被批評、不認同或被拒絕，避免涉及顯著人際接觸的職場活動。
2. 除非確信受歡迎，不情願與人交涉。
3. 因為害怕丟臉或被嘲諷，親密關係顯得有所保留。
4. 在社交場合中，總是想著被批評或被拒絕。
5. 因為感到不足而在新的人際情境中顯得壓抑。
6. 自認社交笨拙、沒有吸引力，或者不如別人。
7. 因為害怕尷尬，非常不願冒個人風險，或從事任何新的活動。

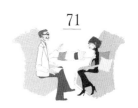

　　到了《診斷與統計手冊第四修訂版》，則要求專業人員必須考量個案是否有畏避型人格障礙症的共病現象。此外，新的定義將兒童納入其中，為此疾病帶來了新的觀念和研究方向。

　　在2013年5月出版的《診斷與統計手冊第五版》（DSM-5）中，把「畏避型人格障礙症」與「社交焦慮症」當作兩個不同的診斷。前者屬於「人格」疾病，人格是與生俱來的性格特質加上後天的發展而成，成年後比較不易改變；後者則是屬於「焦慮」的精神疾病，只要處理焦慮的原因，或學會面對焦慮，疾病就可改善或治癒。

　　譬如有的患者原本是外向活潑的個性，後來才變得害怕社交場合，開始變得內向、畏避，這種情況，只能算社交焦慮症，而非畏避型人格障礙症。

　　不過，在實務上，很多患者有共病（comorbidity）現象，也就是同時符合兩個診斷，DSM-5允許既有社交焦慮症的診斷，也有畏避型人格障礙症的診斷。通常，一個從小就有壓抑、內向、怕被批評、低自尊、逃避個性的人，如果在兒童或青少年時期，對社交情境出現明顯的恐懼或焦慮症狀，而影響到課業及人際關係，很可能就會同時符合兩個診斷。

　　2013年DSM-5將「社交畏懼症」一詞改為「社交焦慮症」，並特別將「表現焦慮症」獨立成為其中的一個亞型而加以說明，「社交畏懼症」一詞反而成為輔助性的使用。

　　台灣方面對於社交焦慮症的認識更晚，甚至1990年代仍不獲重視，本土研究也不多，因為個案很難找。「心靈園地」網站成立後，駐站醫師發現在該站上求助的病患竟然有許多社交焦慮症患者，於是開始透過網路針對這個疾病進行調查研究，並接著進行相關的臨床治療、藥物治療，以及認知行為治療等務實的研究，以期幫助更多潛在的病友。

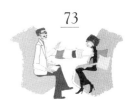

社交焦慮症的類型

社交焦慮症與表現焦慮症

下表可以清楚看出社交焦慮症患者與表現焦慮症患者不同的特性。「表現焦慮症」又稱「表演焦慮症」，這類患者的日常生活看起來很正常，只有在必須上台講話或當眾演出的時候，才會出現害怕恐懼的症狀。

社交焦慮症與表現焦慮症的障礙特性

類型 特性	社交焦慮症	表現焦慮症
整體障礙	廣泛	局限
害怕的焦點	大部分的互動場合	局限於表演場合
自我期待	低	高
害怕被人檢視	主要	次要
預期性焦慮	高	不一定
對害怕事件的參與	逃避	投入

如前所述，許多社交焦慮患者有缺乏自信、低自尊的問題，但是表現焦慮症的患者比較沒有這種困擾。他們的自我期待其實還滿高的，很希望自己上台講話時表現很

好、唱歌唱得很好聽，因而更容易緊張焦慮。

　　跟社交焦慮症不同，表現焦慮症的患者並不害怕被眾人注目或檢視，他們甚至還滿希望得到眾人注意，他只害怕自己表現不好。至於「預期性焦慮」，有的人是上台表演之前就開始焦慮，有的是上台之後才會焦慮。

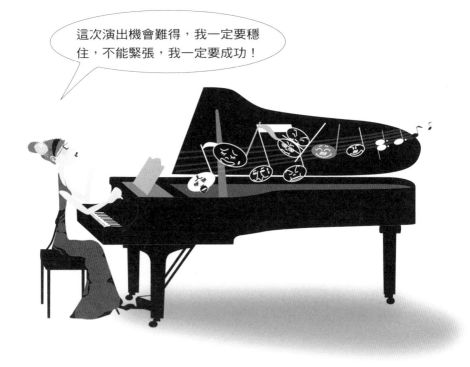

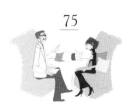

在「對害怕事件的參與」方面，社交焦慮患者的態度大部分是逃避；表現焦慮症患者通常會願意去參加，但是懷抱著緊張、不安的心情。

表現焦慮症最怕上台表演

DSM-5將社交焦慮症的亞型——「表現焦慮症」的診斷正式列出來，我們在此舉一些例子來加以說明。

最常見的表現焦慮症就是舞台恐懼，只要一站上舞台就開始緊張害怕。例如歌手唱到一半忘詞或唱錯詞，演奏者莫名彈錯了音符，樂隊指揮變得動作放不開，或者節奏錯誤，這些現象都很常發生。

根據調查，表現焦慮症的盛行率大約是2%左右。如果還未嚴重到疾病的程度，但有明顯的表現焦慮傾向者，則高達16%，表示很多人都有因為過度緊張而表現失常的經驗。

有許多研究證實，即使是專業表演者，也會經常感受到嚴重的表現焦慮。一份針對美國二千二百一十三位交響樂和歌劇的音樂演奏家所做的調查發現，有舞台恐懼者達24%，有急性焦慮者有13%，感到憂鬱的則有17%。荷蘭學者卡曼納德（Van Kemenade）的研究發現，超過一

半（59％）的管弦樂團音樂家有表演焦慮。另有一份針對全世界五十六個樂團一千六百三十九位團員所做的調查發現，高達70％的音樂家曾經在演出之前，面臨很嚴重的焦慮，甚至會影響演出。

表現焦慮患者很會「事後反省」（post-event rumination）。他們往往認為自己的表現不佳，將會成為社交場合中大家談論的焦點。當他回想自己的表現時，會把注意力完全集中在負面的事情上，因而更強化了負面想法，更加相信自己是個很糟糕的失敗者。

一般來說，有三大因素會影響患者的表現焦慮強度。

第一，容易焦慮的人格特質。如果患者的個性本來就是比較容易焦慮，遇到重要的表現或表演場合，就更易引發緊張和不安。

第二，工作的熟練度。例如上台報告自己很熟悉的主題、示範自己很嫻熟的技術、或者表演前不斷排練，準備很充分，演唱的曲子都已經滾瓜爛熟，焦慮感就會降低。相反地，如果沒時間練習、臨時抱佛腳、沒有準備好，或者硬要報告自己不擅長的內容，焦慮感就很容易飆高。

第三，情境壓力的大小。如果是公司內部的報告、熟人或不正式的場合、小型的同樂演唱會，心中的壓力相對

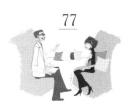

較輕。但如果是重要的應徵或比賽、面對一大群陌生人或
甚至有敵意的群眾、或是正式的大型的表演場合，那份壓
力就非同小可，表現焦慮也勢必會大大加重。

如何克服表現焦慮？芭芭拉‧史翠珊的故事

　　集歌演導三棲於一身的美國才女芭芭拉‧史翠珊
（Barbra Streisand）在六〇年代是很有名的歌手，1963年
就以首張唱片贏得兩個葛萊美獎，成為最年輕的「年度最
佳專輯」大獎得主。

　　1967年，她二十五歲的時候，在紐約中央公園舉辦演
唱會，在十二萬觀眾面前，突然怯場而導致好幾首曲子忘
詞。她那時候已經是炙手可熱的暢銷歌手，非常有名氣，
那次的公開演唱出錯，讓她覺得很自責、很丟臉。從此以
後，長達二十七年的時間，她再也無法在眾人面前表演。

　　史翠珊所罹患的正是社交焦慮中的「表現焦慮症」，
特徵就是害怕上台。她還是可以從事幕後工作，因此她努
力轉型成為演員、電影編劇、導演，但是就是沒辦法克服
上台表演的恐懼。

　　她接受專業的協助，運用行為治療中的曝露法
（exposure），先從小型的暖身秀場開始練習，然後巡迴

演唱，之後是大型的電視演唱會——這種逐步暴露的治療
方式，在生理與心理上帶來正向的改變。直到1994年，她
終於克服了社交焦慮的症狀，她再次成功踏上閃亮的舞
台，接受粉絲們的喝彩。

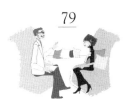

如何診斷社交焦慮症？

經過前面一系列的自我檢測與症狀描述之後，最後當然還是需要透過專業醫師的門診會談，才可以做出正確的診斷。

「無法到醫院求助」是社交焦慮症患者很大的問題。他們多半都很清楚知道自己的狀況，卻很害怕出門、害怕醫院裡的掛號和看診程序、害怕見醫生，因此，很難期待他們主動就醫。大部分的門診患者都是由家人朋友「連哄帶騙」拐到醫院來的。

由於社交焦慮症是八○年代才被正式提出的精神疾病，一般大眾對它還不夠了解。所以，如果家人以為患者只是太害羞、容易怯場、喜歡逃避而已，就會不知道要帶患者就醫。直到病情一直惡化到影響正常生活功能，或者產生共病現象，才會覺得事態嚴重。我們來看看幾個實際的病例：

【無法獨自搭乘交通工具的林太太】

林太太和林先生是人人稱羨的模範夫妻，因為他倆總是出雙入對，當林先生白天上班時，林太太通常待在家中

不出門。直到有一天林先生工作時意外跌傷，同事們才發現，林太太沒有辦法獨自來接林先生下班。林太太不會騎車或開車，也無法獨自搭乘任何大眾交通工具，如公車、捷運或計程車，原因是林太太患有社交焦慮症，非常害怕面對陌生人，尤其是街上的路人。

直到婚後十年的這場意外，林先生才驚覺太太有就醫的必要，才帶著她到精神科接受治療。

【敬酒手抖怕生人的貿易商】

一名五十二歲的男性貿易商獨自前來求醫。他年輕時已知道自己很怕與人接觸，尤其不敢與人眼神交接，一到社交場合，他就刻意閃躲人群。隨著年紀增長，社交焦慮的症狀日益嚴重，跟同事吃飯敬酒，舉杯的手抖個不停，完全不認識的新客戶走到面前示好，他竟然嚴重焦慮到恐慌發作，整個人跌坐在地上，腦中一片空白……

為了保住工作，他終於鼓起很大勇氣，強迫自己走進醫院看診。

【面對客人就握不好刀剪的髮型設計師】

天生害羞的志文因為舉止女性化，在國中時期常受到

同學嘲笑和欺負，依父母建議，高中畢業後從事美髮業。但他在幫客人洗頭時，卻會緊張得手腳發軟，刀剪和吹風機拿不穩就更不用提了。父母帶他前來就醫懇談後，雖然慢慢克服心理障礙，先從幾位熟客開始練習，但在面對新客人時，仍然會心跳加速，緊張得無法說話。

以上幾個案例都是生活和工作的功能已經受到影響，大致符合社交焦慮症的診斷標準。

事實上，有許多患者的症狀，在國中、高中求學階段就已出現，但情況還可以控制，自己和家人都不以為意。進入大學等高等教育之後，因為有很多場合需要跟同學交往、要開始談戀愛、要上台報告、在課堂上要回答教授問題……，緊張焦慮的情緒就很容易凸顯出來。

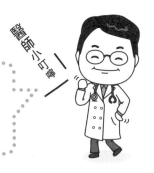

觀念小叮嚀

社交焦慮症患者往往無法自行就醫，需要身旁的親友伸出援手，多加鼓勵。

　　而進入職場之後，社交情境更加複雜，要同時面對上司、主管、下屬、同事、客戶的要求，如果社交焦慮症發作，影響的層面就愈來愈廣泛和嚴重。

　　對醫師來說，對社交焦慮症患者的診斷，包含兩大部份：第一，患者是否符合《診斷與統計手冊第五版》所列的診斷標準；第二，進行精確的鑑別診斷，確認是社交焦慮症，而非其他類似的精神疾病。

DSM-5的社交焦慮症診斷標準

1. 對於暴露在一種或多種可能被別人檢視的社交情境，會感到顯著的恐懼或焦慮，例如社交互動（如交談、跟不熟悉的人會面）、被觀察（如吃東西或喝飲料），以及在別人面前表演（如演講）。

   註：若是兒童，此焦慮必須發生在同儕環境中，而不僅是在與成人互動的時候。

2. 個案害怕自己將要表現的行為或顯示出焦慮症狀會受到負面評價（如將會感到羞愧或尷尬；將會導致被拒絕或冒犯他人）。

3. 社交情境幾乎總是引發恐懼或焦慮。

   註：兒童的恐懼或焦慮可能是在社交情境下以哭

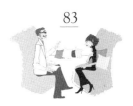

鬧、發脾氣、靜止不動、依偎、退縮、或無法講話
等方式來表現。

4. 會逃避或帶著強烈的恐懼或焦慮，忍受這些社交情
境。

5. 此恐懼或焦慮與社交情境所造成的實際威脅，若放
在社會文化背景下檢視，是不成比例的。

6. 此恐懼、焦慮或逃避是持續的，一般而言持續至少
六個月。

7. 此恐懼、焦慮或逃避導致臨床上顯著的困擾，或帶
來社交、職業或其他重要功能領域上的損害。

8. 此恐懼、焦慮或逃避不是因某物質（例如濫用藥物、
治療用藥）或其他身體疾病所產生的生理效應。

9. 此恐懼、焦慮或逃避無法以另一精神疾病，例如
恐慌症、身體臆形症，或自閉症類群障礙（autism
spectrum disorder）的症狀來做更好的解釋。

10. 假如有其他身體疾病（例如帕金森症、肥胖症、
因燒傷或受傷毀容），此恐懼、焦慮或逃避是明
顯與之無關的。

　＊特別註明：限於表現——如果此害怕只限於在
　　大眾面前講話或表演。

醫｜學｜小｜常｜識

身體臆形症
（Body dysmorphic disorder）

　　因為自覺身體外觀某部分有瑕疵或缺陷，因而對此非常在意與敏感，此疾患者可能會怕別人看到自己外觀異於常人而不敢出門。這類患者很少出現在精神科門診，因為身體臆形症患者可能會先求助整型外科或醫學美容，而且他們非常怕見人，會躲在家中。

鑑別診斷

　　在醫學臨床上，有一些人格特質或精神疾病的症狀跟社交焦慮症很相似，醫師必須仔細加以區辨。

　　1. **害羞**。不能把害羞內向的性格跟社交焦慮症混淆。

　　2. **物質濫用**。讀者可能看過一些電影情節出現嚴重吸毒者經常退縮在房子裡面，不願意出門。他們有可能因為物質濫用而害怕跟別人互動，但並不一定會因此產生社交焦慮症。

3. **精神分裂症**。這類患者不只在社交場合害怕,一個人獨處時也會害怕,他可能害怕外界的人事物,或害怕自己的妄想內容,而不一定是害怕社交情境,也不是害怕自己表現不好或出糗。

4. **單純畏懼症(simple phobia)**。這類患者的比例也很高,如懼高症、懼搭飛機、懼打針等情境。或是像是怕老鼠、怕蚊子、怕飛鳥等特別害怕某一種東西的,就是單純畏懼症,但如果主要是怕人,就可說是社交焦慮症。

5. **特定場所畏懼症與懼曠症**。如前所述,諾貝爾文學獎得主艾芙烈‧葉利尼克同時有社交焦慮症和特定場所畏懼症。特定場所畏懼症患者會害怕數種場合,有些是屬於懼曠症,他們害怕空曠無人的空間,與害怕遇到人群的社交焦慮症患者剛好相反。他們一旦身處空曠地方,甚至會害怕到恐慌症發作。

6. **恐慌症(panic disorder)**。這是屬於比較嚴重的焦慮,焦慮到極度失控,好像快要死掉的感覺。恐慌症不一定是因為「人」而引起,也可能因為某些事情或某樣東西而感到恐懼。這類患者即使一個人在

家裡也可能會無故地發生恐慌，而社交焦慮症患者則是遇到社交場合才會發作，兩者不太一樣。

7. **強迫症**（obsessive compulsive disorder, OCD）。這類患者會有強迫性的反覆思考，或者強迫性的行為。譬如他們可能因為怕髒，所以不敢出門，或是不願去醫院，因為覺得醫院裡到處都是細菌，一碰到牆壁或椅子就得趕快洗手。他們是因為擔憂這些問題而不敢出門，並不是害怕別人。

8. **選擇性緘默症**（selective mutism）。較常發生在小朋友身上，在學校上課的時候，都不跟同學講話，也不交朋友，只靜靜地待在座位上。但一回家就跟兄弟姊妹打鬧成一片。他們只有在某些場合才會保持緘默。

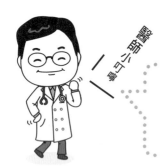

醫師小可嚀

「社交焦慮症」沒有立即的危險，然而盡早就醫治療，方能享受美好的生活品質。

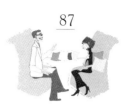

　　選擇性緘默症跟社交焦慮症有類似之處，有的小孩大一點之後會發展成社交焦慮症，緘默可能是一種逃避的行為反應。

　　醫師在鑑別診斷上要區辨以上各種不同的症狀，還要考慮患者是不是有其他的問題，並非只憑著看到患者害羞、發抖、逃避眼神交會，就認定他是社交焦慮症患者。醫師一定要全面性的判別與診斷，才能進一步給予正確的治療。

醫｜學｜小｜常｜識

選擇性緘默症

　　目前觀點認為，選擇性緘默症與焦慮障礙症（anxiety disorders）密切相關，尤其是社交焦慮症，也有可能發展成畏避型人格障礙症。

　　有學者認為，選擇性緘默症是極度社交焦慮呈現的病癥。緘默一來可以緩解焦慮，其次也可消極性地防衛個人在社會互動中所面臨的挑戰。

　　對選擇性緘默的孩子而言，身處學校的社交情境就是極為嚴酷的考驗，因為學校是群體環境，人數眾多，而且很強調必須在課業和比賽活動各方面有所表現，這種競爭情境容易造成某些孩子的高度焦慮，進而發展出選擇性緘默的特殊防衛機轉。

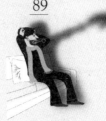

【第三章】

社交焦慮症的
成因與病程

社交焦慮症大多於青少年期發病，
如果病情惡化，
嚴重者會合併憂鬱症。

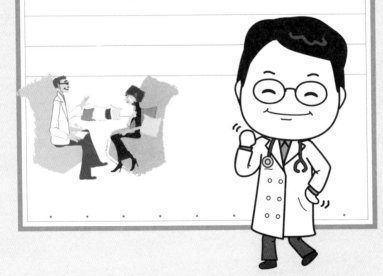

今年三十七歲的喬祐至今未婚，他在家排行老大，下有一弟一妹。他成長的社區多為勞工階級，大部分活動範圍不超過附近鄰里。喬祐的母親已六十歲，身體狀況尚佳，似乎有社交焦慮症，因為她永遠在擔心別人會怎麼說，從來不覺得自己被街坊鄰居接受，從一些行為反應來看，她也可能有憂鬱症的共病。

在喬祐的成長過程中，大部分時間與父母同住，十年前父親因心臟病發過世，生前有酒癮，脾氣很壞，對別人盡是批評，父子關係並不親近。

喬祐念到高中畢業，在校成績還不錯，但他總是不敢跟老師說話或是在班上發言。高中畢業後，喬祐曾想要繼續念大學，但考取的學校離家很遠，他害怕離家獨自生活而作罷，因此在父親幫助下，到生鮮肉品廠工作。他大部分時間都在後場，但當老闆和其他員工忙不過來時，喬祐必須到門市幫忙銷售，這樣的情況讓他覺得很緊張。

喬祐有些好友是從小認識的，他們會一起看棒球轉播或是打麻將，這時候喬祐總是以喝酒來讓自己放鬆。喬祐的朋友當中有些人的事業很成功，喬祐為他們感到高興，但不敢跟他們太親近，因為那會讓他覺得自己很失敗而相當沮喪。

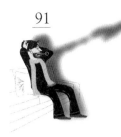

　　喬祐曾經鼓起勇氣與異性交往，但每每一講話就臉紅，且迴避對方的視線，失敗兩、三次後，再也不敢貿然約會。他也曾經靠著喝酒放鬆，而有機會與女孩子搭訕，但之後約會的對象看到他緊張焦慮的樣子，便斷然不再聯絡。

　　喬祐後來因為酒喝太兇且出現手抖症狀而到醫院求診，醫師診斷他有社交焦慮症和酒癮，經過藥物和團體認知行為治療後，喬祐獲得明顯而逐步的改善。

　　為什麼會罹患社交焦慮症？這是許多病友和其家人的疑問。

　　個性害羞、面對陌生人會有點緊張、對某些社交情境感到不安、害怕比賽和上台報告、在眾人注目下會感受到很大壓力，這都算是人之常情。但是，為什麼有人會嚴重到變成社交焦慮症呢？患者對陌生人的恐懼，為何會巨大到難以控制呢？

　　以精神醫學的觀點來看，上述案例中的喬祐，有許多可能導致發病的原因。有可能因為遺傳的因素，也有可能是因為成長環境較為封閉，讓社交焦慮症更嚴重。如果他在高中時期就有機會求診，早期治癒的機率很高，接受高

等教育的機會也大增，就業的路將會更為寬廣，甚至有可能早就成功克服與異性溝通的障礙，成家立業了。

　　過去社會大眾對社交焦慮症的了解很少，相關的衛生教育資訊也不多，以致於讓許多病友延誤病情，錯失治療時機。如今透過更多健康資訊的傳播，父母的觀念和教養方式改變，或許可以扭轉孩子的一生，比方說，從小就多鼓勵孩子到公共場合與他人互動，多創造讓孩子上台演說或表現的機會，並給予正向回饋，而學校老師發現孩子有社交問題時，也能適時給予協助，若有必要，就盡早治療。

　　相信透過這些努力，社交焦慮的症狀將會大幅減輕，甚至成功康復，不再焦慮。

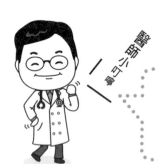

醫師小叮嚀

父母的關心和覺察，可以幫助孩子走出社交焦慮的陰影。

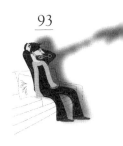

社交焦慮症的理論發展

關於「為什麼會罹患社交焦慮症？」這個問題，學者們也不斷在探討。最早的研究，源自於心理學界想要解開「人為什麼會畏懼？」這個疑問。

1920年，美國行為學派心理學家約翰‧華生（John B. Watson）提出了「制約化情緒反應」（conditioned emotional response）的說法。他認為，人的行為和性格都是後天習得的，包括情緒也是能夠被制約的。華生以一位十一個月大的醫院孤兒阿爾伯特進行實驗：原本阿爾伯特並不怕老鼠，但聽到巨大金屬聲響會嚇哭。在實驗過程中，安排老鼠和巨大金屬聲響同時出現，反覆進行多次連結之後，男孩看到老鼠就會大哭，升起恐懼反應。

有學者認為，社交焦慮也是制約的產物。例如患者因為被老師責罵而感到焦慮，日後遇到類似情況也會升起焦慮反應。但是這個說法被後來的學者推翻了，因為，從單一反應（害怕老師）不能解釋為何患者會變成害怕所有的陌生人。

之後，有學者以「操作性條件化理論」（Operant conditioning theory）來解釋逃避行為。例如臨考前某學

生非常緊張害怕，但意外地老師居然沒出現，立刻緩解了
這份焦慮。社交焦慮症患者也一樣，當他無意中躲避了別
人，焦慮就消失，他就會習慣以逃避行為來對抗焦慮。

　　此外還有「學習理論」（Learning theory），把學習
看做刺激與反應之間的聯結，例如年少時在學校遭受歧視
或霸凌，讓他學會盡量遠離人群，不與人接觸，以策安
全。

　　關於畏懼，佛洛伊德曾提出「畏懼性精神官能症」
（Phobic neurosis from castration anxiety）的說法，他以伊
底帕斯情結（戀母情結）來解釋閹割焦慮，內心衝突太強
大的時候，必須投射到外在行為上，社交焦慮患者就是將
焦慮轉移到不認識的人身上，或者用逃避人群的方式來處
理內在壓力。

　　目前，比較被接受的說法是：社交畏懼症是先天遺傳
（體質）和後天環境共同交互作用所產生的。其實，絕大
部分的精神疾病，都是如此。

　　先天具有社交焦慮體質的人，若再加上後天環境的重
大壓力，例如家暴、校園霸凌、父母過度保護、父母過度
壓抑小孩、人際關係受挫、嚴重的失敗經驗等因素，就可
能誘發大腦產生害怕、畏懼或焦慮的感覺，引發社交焦慮

症。

　　每一種精神疾病的病因都很複雜，社交焦慮症也不例外。綜合以上學說，可見社交焦慮症的病因很多重，先天後天都有影響，並非單一原因所造成。

罹患社交焦慮症的危險因子

遺傳、天生的氣質、父母教養方式和童年經驗，均有可能種下社交焦慮症的病因。

據美國的統計，社交焦慮症患者有四分之三的人於青少年期發病，因此八到十五歲這段期間有較高危險。台灣由於求診病患多為二十多歲以上，難以回溯正確的發病年齡，因此目前還沒有類似的統計資料。

影響社交焦慮症發作的危險因子，可能有下列幾項：

遺傳：

根據統計，約有10%至20%的社交焦慮症患者，其一等親也有社交焦慮症。雙胞胎的相關研究也發現，害怕負面評價是會遺傳的，若父母本身就很害怕負面評價，孩子也傾向於擁有類似特質。這一點一般人很少想到，原來容易害怕也是會遺傳的。

天生的氣質：

社交焦慮症患者往往從小就很害羞內向、行為抑制、比較退縮，常壓抑自己。一般而言，女性的天生氣質通常比較敏感含蓄，容易自我抑制，罹患社交焦慮症者也稍多。

父母教養態度：

　　有研究指出，若父母過度保護，不敢讓小孩子去嘗試一些新經驗和新事物；或者控制慾較高、有完美主義傾向、比較愛批評，從小一直給孩子下各種指令，不准孩子違抗，又拒絕孩子的需求，如果同時孩子天生具有敏感焦慮的特質，就比較容易產生社交焦慮症。

人際經驗：

　　青春期的孩子，非常重視同儕的友誼和認同，但很多孩子也在這時候感受到被排擠、被拒絕、被霸凌的痛苦經驗。這是社交技巧和人際關係奠基的階段，如果無法克服心中的陰影和挫敗的情緒，很容易埋下社交焦慮的種子，或許哪天碰到類似的情境，可能就被誘發出來。

　　至於表現焦慮症，一般來說，跟「恐懼制約」的關係較大。恐懼制約是後天形成的，例如小時候在課堂上被老師叫起來回答問題，因為答不出來非常害怕，或者上台表演卻出錯，在眾目睽睽之下，感到羞愧萬分。經歷過幾次類似的恐懼之後，就被制約成表現焦慮，日後面對被注視或需要上台的場合，就會很自然升起恐懼感，再次影響到表現，而變成惡性循環。

醫｜學｜小｜常｜識

恐懼制約

　　恐懼制約是經由後天刺激所產生的制約化情緒反應，即所謂的「一朝被蛇咬，十年怕草繩」。例如以前曾經上台唱歌忘詞或走音，被觀眾取笑，日後只要碰到上台唱歌的場合就很害怕，會很快連結到過去的經驗。把「唱歌」和「害怕」連結在一起，就是一種被制約化的情緒反應。

社交焦慮症與大腦功能

社交焦慮症的生理病因，經研究與大腦某些部位有關。這些部位的變化，加上神經傳導物質的作用，就形成了社交焦慮症的身心反應。大腦中跟社交焦慮相關的部位如下：

（一）社交焦慮症患者遇到壓力時，杏仁核（Amygdala）會過度活化。

杏仁核位於大腦底部，屬於邊緣系統的一部分，掌管情緒的記憶。尤其是焦慮、急躁、驚嚇及恐懼等負面情緒，所以有「情緒中樞」或「恐懼中樞」之稱。

如果小時候曾經上台而被當眾嘲笑或表現不好，日後只要碰到類似的情境，例如只要老師開始點同學到黑板前面寫字或講話，患者就會開始緊張、害怕，等到自己被點名時，腦中回想起過去的負面經驗，立刻臉色發白、心跳加速、嘴巴說不出話、手腳發抖，胸口悶得快要負荷不了。

因為此時，杏仁核過度活化，就產生高度焦慮的反應。這種反應跟理性無關，純粹是杏仁核接收資訊後，根據儲藏的情感和潛意識記憶所做出的直接反射，也就是我們所說的「本能反應」。

　　（二）正子斷層造影的研究發現，社交焦慮跟大腦右側的背側前額葉皮質（dorsolateral prefrontal cortex，負責許多不同的認知功能，例如解決問題、分析事情以及執行能力。它會整合從身體各部位來的感官訊息，配合過去的經驗和記憶，以決定我們該進行何種行為）、左側的下顳葉皮層（inferior temporal cortex，與知覺、視覺刺激的辨識、記憶功能有關），以及杏仁核-海馬區（amygdaloid-hippocampal，主宰記憶的結構，儲藏所有的學習成果）都有關係。

　　（三）社交焦慮也可能跟下列的神經傳導物質有關：血清素（serotonin）、兒茶酚-O-甲基轉移酶（COMT）、多巴胺（dopamine）。

　　血清素是快樂情緒的神經傳導物質，可以紓解壓力，令人感覺安詳、專注、舒暢、開朗、自信、輕鬆、幸福。血清素也負責調控認知功能及睡眠，當腦中血清素缺乏或功能不良時，可能有憂鬱、焦慮的現象發生，以及退縮、恐懼、悲觀、記憶衰退、失眠甚至心悸等現象。

　　兒茶酚-O-甲基轉移酶與多巴胺的代謝有關。多巴胺是腦內快樂回饋的中樞，可以讓人感覺開心、美好、有動力和專注，如果缺乏或失調的話，就不容易形成快樂的感

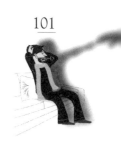

覺，甚至會失去肌肉的控制能力，注意力也無法集中。

從上述關於大腦的研究，可以確認：社交焦慮症不完全只是心理作用，也有生理上的物質基礎。所以，在治療上，可以藉由藥物來降低杏仁核的活化，調整神經傳導物質的平衡，幫助身體和情緒放鬆，減輕焦慮症狀。

社交焦慮症的就醫概況

就醫率偏低

社交焦慮症是近二十年才開始被注意的新興疾病，因此，許多潛在患者並未接受專業的診斷，就醫率並不高。

1992年美國的社區流行病學研究發現，社區中的社交焦慮症患者只有5.4%曾接受精神科醫師的門診治療。而根據1993年美國杜克（Duke）社區流行病學研究的調查，只有3%的社交焦慮症患者曾經到醫院求助，而其中只有15%的患者有真正接受後續的治療。

另外，許多研究亦顯示，年紀較輕、社經地位較低、教育程度較低、沒有合併症者（即單純的社交焦慮症而沒有其他疾病者），較不會尋求治療。

為何社交焦慮症患者很少尋求醫療協助？較常見的原因如下：

1. 缺乏辨識症狀的能力：

過去，社交焦慮症的資訊非常少，幾乎付之闕如，大部分患者並不知道自己出現的身心症狀可能是社交焦慮症。時至今日，社交焦慮症雖然日漸受到重視，但是相關資訊還是嚴重不足。如果大眾

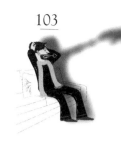

能夠在書籍、電視節目或網路上，輕易獲知正確訊息，對社交焦慮症有更多了解，相信有許多患者是很願意接受協助的。

2. **症狀的歸因：**

　　有些父母會認為這只是孩子內向害羞、個性孤僻、缺乏社交技巧，長大以後就會變成熟、就會好了，不覺得這是精神上的問題，更不認為這是需要治療的疾病。甚至有父母誤以為患者的退縮和痛苦，只是逃學的藉口，或不肯去找工作的推託之詞，不承認這個疾病的存在，往往就延誤了就醫的時機。

3. **錯誤的信念：**

　　有些患者和父母認為，社交焦慮並不是多嚴重的事，不想出門就待在家裡，以免交到不好的朋友。父母總以為，只要孩子不打架、不吸毒、不抽菸、乖乖準備考試和寫作業，其他都不重要。但其實社交焦慮會影響孩子的自信心和人際發展，絕對不可輕忽。

4. **不知道去哪裡治療：**

　　不像失眠、憂鬱症、高血壓等常見疾病，一般

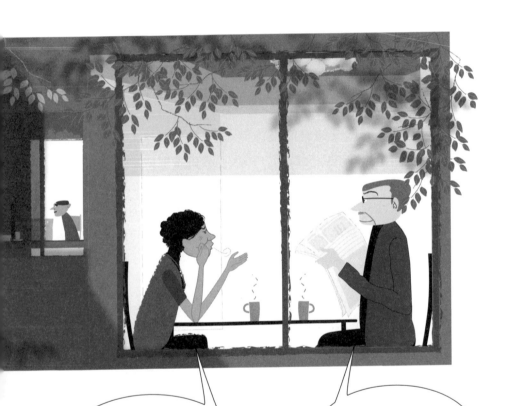

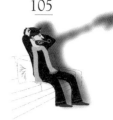

大眾很少聽到有人罹患社交焦慮症，所以也不知道要帶患者去哪裡諮詢、檢測、診斷或治療。

5. **自我或社會的污名化：**

　　即使知道可以到精神科求診，有些患者和家人卻遲遲不願行動，擔心：我只是太害羞、太內向，就去看精神科醫生，別人會怎麼想？會不會留下病歷資料，影響以後的求學與就業？別人會不會認為我精神有問題？⋯⋯這都是社會大眾對精神科的誤解，事實上，及早診斷、及早治療，反而可以幫助孩子健全發展。

6. **經濟困難：**

　　對年輕人來說，特別是學生族群，以及求職就業並不順利的病友們，要花錢和花時間到醫院求診，相對比較困難。如果某些心理治療或認知行為訓練，健保不給付，需要自費的話，經濟負擔就更大了。

及早就醫的必要

　　跟其他精神疾病比較起來，社交焦慮症沒有明顯的危險性，也沒有太嚴重的身心症狀，只要遠離人群就可以恢

復正常，那麼，它可以不治療嗎？一直不接受治療會有哪些影響？

有研究指出，社交焦慮症患者跟一般人相較，差別在於：

1. 較難取得大學學歷。
2. 較難取得專業或管理階級的職位。
3. 因受學歷和職業階層的影響，薪水普遍較低。
4. 生產力相對較低（在工作職場及家庭生活雙方面，都受到影響）。
5. 在家庭、感情及社交關係上的障礙較大，幸福感及滿意度較低。
6. 較易罹患憂鬱症。
7. 有較高的自殺企圖。

綜合上述各方面來看，輕忽社交焦慮的存在，不加以治療，放任它繼續惡化下去，對患者的人生影響其實滿大的。

如果能夠適時加以治療，患者不再受到社交焦慮之苦，就學不成問題，攻讀高等教育的機會就相對提高。工作方面不會受到學歷侷限，可以投入自己喜愛的職業，對社會有較大的貢獻，還可能逐步晉升到管理階級，薪水提

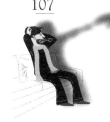

高了，自信心和生活滿意度都可以得到提升。再者，人際
關係改善了，在社交活動上得到較多快樂，也會擁有較親
密的同儕友誼和社會支持，對身心健康很有幫助，比較不
會罹患憂鬱症，或有厭世思想。整體而言，人生的道路將
變得寬廣許多。

　　所以，絕對不要輕忽這個看似不嚴重、但痛苦程度其
實不低、而且影響還滿深遠的精神疾病。當發現自己或家
人可能出現社交焦慮症的傾向時，務必及早就醫，進行專
業的診斷，若有必要，就盡早接受治療。

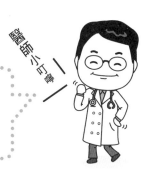

醫師小叮嚀

社交焦慮症雖然病因複雜，但是
經過治療，人生的道路會寬廣許
多，患者可享受良好的社交生
活。

社交焦慮症的病程及預後

病程：發病早，易慢性化

　　台灣的案例顯示，大部分社交焦慮症患者在年輕時就發病卻沒有及時接受診治，拖到憂鬱症或其他嚴重共病發作時才看醫生，此時或許已屆中年。

　　婉婷從小內向害羞，平日遇到親友來訪就躲進房間裡默不作聲，上學時也很少發言，只跟特定幾個坐在一起的同學交往。

　　婉婷升上國中之後，成績還算理想，但只要遇到老師問問題，她總是脹紅了臉、小小聲地回答，後來老師知道她的個性較為害羞，因此很少為難她、很少叫她發言。

　　父母因為婉婷害羞的個性，高中時讓她念女校。同學們都覺得她很自閉，是個怪咖，雖然成績不錯，卻不參加任何課外活動。後來，婉婷考上離家最近的一所大學，就讀很少需要與人接觸的會計系。班上男生不多，但一遇到異性接近，婉婷就會六神無主，非常驚慌，因此她總是獨來獨往。

　　大學畢業後，經由父母的介紹，婉婷到親戚的公司擔

任會計。她最怕開會的場合，每次召開例會前夕，都緊張得睡不著。被上司點名需要發言的時候，更是手腳發抖、有時連站都站不穩，常被幾個年輕的男同事嘲笑。

這樣的工作狀況持續兩個月後，婉婷有一天早上起來就坐在床沿發呆，沒有準備上班，母親推門進去後，婉婷隨即倒在床上，躲進被窩裡。……母親想帶她就醫，但怎麼勸也勸不動，只好讓她在家休息，好說歹說一個月後，才順利帶她去求診。

關於社交焦慮症的病程發展，醫界發現：

1. 社交焦慮症通常發病很早，多是在青少年時發病，特別是十四到十六歲之間是高峰期，這個階段大概是國中到高中初期。

2. 病程通常會逐漸慢性化。這可不像感冒，一下子就痊癒，社交焦慮症平均病程大約二十至二十五年，甚至更久，這是一種慢性的精神疾病。

3. 小時候的輕微症狀，可以勉強撐過去，但是到了高等教育階段，較難逃避上台報告的惡運，此時症狀會隨著壓力而更加重嚴重，有人甚至在上台報告前一個月就開始緊張、睡不好。

　　幾個病程模式顯示，社交焦慮症大部分是在青春期階段發病，發病前可能會有一些潛在的特徵，如過度內向、害羞、退縮等，有的個案父母管教會比較嚴格或過度保護。

　　青少年時期發病後，有人病情馬上惡化，焦慮得很嚴重，甚至會合併憂鬱症等；有人則是時好時壞，一直持續到畢業進入社會工作後，不得不接觸人群，又沒辦法跟人相處，每天都要強迫自己面對跟上司下屬同事的互動，以及跟客戶的接洽往來，勉強工作一段時間後，就爆發更嚴重的症狀，不得不前來醫院求診。這時，有些患者甚至已屆中年。這表示他已經跟這些症狀努力搏鬥了十幾二十年，其間的辛苦和孤獨，外人其實很難體會。好消息是，在這些求診的病患當中，有許多人接受治療之後就不再惡化，或終於痊癒而不再復發。所以，只要願意就醫，就有大幅改善的希望。

預後：一旦治癒就不易復發

　　美國精神科醫師暨布朗大學教授馬汀・凱勒（Martin Keller, MD），在2006年針對社交焦慮症的病程和預後所做的研究報告中，對照鬱症（major depressive disorder）、

恐慌症、廣泛性焦慮症，以及伴隨特定場所畏懼症之恐慌
症等其他精神疾病，比較其累積復原率，看看其復原的比
例有多高。在此指的「復原」，是指在開始治療之後十年
之內，有多少患者可以慢慢復原到正常狀態，也就是幾乎
沒有症狀的程度。

　　研究發現，復原率最高的是恐慌症，有八成二；鬱
症約七成二，表示復原比例也很高；社交焦慮症敬陪末
座，復原比例僅三成五。所以社交焦慮症在這些精神疾病
當中，是屬於較難以恢復到完全擺脫症狀的。換句話說，
它是一種慢性發展的、不容易在短期內完全治癒的精神疾
病，所以在治療上，需要有相當的耐心，不要操之過急，
以免更添加挫敗感。

　　凱勒醫師的另一個研究，是精神疾病的累積復發率
比較，亦即疾病已經治癒，沒有症狀了，不再接受治療之
後，是否會再度復發。

　　該研究發現，十年內的復發率以鬱症最高，但鬱症也
是復原率中第二高的，表示此疾病較容易治療，卻也容易
復發。社交焦慮症則是復發率最低的，只有三成四的治癒
者在十年內再度復發。所以，社交焦慮症雖然在治療上不
容易馬上見效，需要較長時間慢慢復原，但是，只要保持

　　耐心，徹底治癒之後，就可以擺脫痛苦，不易再復發。

　　社交焦慮症在華人社會還是很新的精神疾病，大眾若能增加對此疾病的認識，及早診斷、完整治療，以預防併發更嚴重的其他疾病，一定可以大幅增進患者的預後與生活品質。美國社交焦慮症協會的創辦人湯瑪斯‧理察博士也以過來人的身份，提醒病友們：如果沒有正確的知識和了解、沒有向外求助，放任它愈來愈嚴重的話，社交焦慮症是很難自己痊癒的。但是，好消息是：社交恐懼症不但可以治療，而且完全治癒後的復發機率也比較低，千萬不要喪失信心。

【第四章】

社交焦慮症的治療

社交焦慮症屬於慢性疾病，
會造成生活上諸多不便，
然而經過藥物及心理治療，療效顯著。

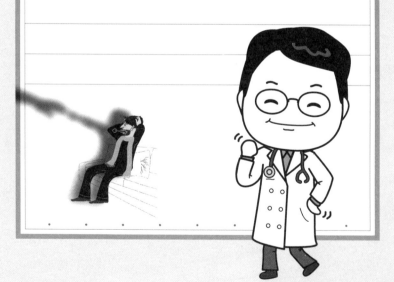

　　目前，已經發現有許多種方法可以治療社交焦慮症，其中，認知行為治療、藥物治療、放鬆訓練等，是最重要也最常見的主流方法。

　　一般人對於藥物治療總會先入為主有所排斥，但是藥物的效果很快，能夠立即改善某些緊急症狀，例如表現焦慮症患者在上台之前，可以藉由藥物紓解嚴重的生理症狀，或者是已經產生憂鬱共病的患者，可以快速改善低潮的情緒。因此，醫師在社交焦慮症的治療方面，仍主張必要時採用藥物治療與其他療法並進，待病情比較穩定後，再慢慢調整或減少用藥。

　　在非藥物治療方面，最重要的主流是認知行為治療，顧名思義，它結合了認知治療和行為治療兩種方式，目標是改變負面的思考及行為模式。若再配合放鬆練習，效果更加顯著。

　　以下，將針對認知行為治療以及藥物治療詳細說明。

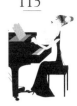

認知行為治療

認知行為治療是結合認知治療及行為治療的方法，目標在改變負面的思考及行為模式，治療上著重個案記錄、積極參與、應用及評估。

「透過認知行為治療法，可以對社交焦慮症產生長久的療效。」理察博士在美國社交焦慮症協會的網站上，提供許多治療相關的資訊。他以親身經驗為例，強力推薦認知行為療法，認為這是治療社交焦慮症最有效的方法。

「社交焦慮患者不需要年復一年的諮商或治療。要求個案思考自己問題和分析式的治療法，往往只會讓情況更糟。假如你是個長年遭受社交焦慮折磨的人，那麼認知行為治療法以及它所包括的各種方法、技巧、策略，可以將你從這地獄裡解救出來，讓生命變得更美好和舒適。很多患者（包括我自己）已經熬過社交焦慮症的恐懼感及持續的焦慮，從健康快樂的出口走出來了。你也可以。」

認知行為治療有幾個重點，第一是認識社交焦慮的來源──了解自己為什麼會罹患社交焦慮症、焦慮是怎麼來的。第二是察覺自動化思考──先了解患者的思考模式，幫助他看見自己的思考謬誤，然後進行認知重建，建立比

較正向的、有益的新思考模式。

　　然後再配合行為訓練。例如利用暴露療法，主動置身於社交環境，透過實地的練習，加強重建新的認知。再搭配放鬆練習，降低焦慮情緒，讓自己更有能量可以面對下一次挑戰。綜觀以上所述，可歸納出社交焦慮症認知行為療法步驟如下：

　　（一）認識社交焦慮的來源。

　　（二）察覺自動化思考（思考謬誤）。

　　（三）挑戰自動化思考。

　　（四）認知重建。

　　（五）行為訓練：暴露療法、放鬆練習。

第一步：為害怕的情境打分數

　　認識社交焦慮來源的第一步，是讓患者填寫害怕負面評價的評量問卷，或完成個別化的畏懼和規避階序。也就是說，請患者列出自己最害怕的十個社交情境。然後依照焦慮情緒和迴避行為反應的高低排序，從最害怕的項目逐一排列。最後，為每個情境逐一打上分數。

　　以下範例是小新列出的十大害怕情境，依照情緒強度排序，結果是：上台報告、在公開場合講話、搭公車、上

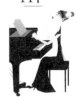

公共廁所、大家都在注視著我、在超市結帳、跟陌生人講話、看到陌生人生氣的表情、有人來到家裡、跟家人一起看電視。

將這十個情境排列出來之後，參考下方的量尺（從0～100分），評估自己的「焦慮指數」和「迴避指數」，將主觀感覺的分數填入表格裡。小新填寫的分數如下：

【範例】為害怕情境打分數

情　　境	焦慮指數	迴避指數
第1不舒服的情境是：上台報告	95	95
第2不舒服的情境是：在公開場合講話	90	90
第3不舒服的情境是：搭公車	80	80
第4不舒服的情境是：上公用廁所	75	70
第5不舒服的情境是：大家都注視著我	60	50
第6不舒服的情境是：在超市結帳	50	50
第7不舒服的情境是：陌生人來跟我講話	50	45
第8不舒服的情境是：看到陌生人生氣的表情	40	40
第9不舒服的情境是：有人來家裡	40	30
第10不舒服的情境是：和家人一起看電視	25	25

＊焦慮指數：害怕或焦慮的程度（Subjective Units of Discomfort Scale, SUDS）：

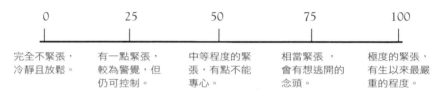

0	25	50	75	100
完全不緊張，冷靜且放鬆。	有一點緊張，較為警覺，但仍可控制。	中等程度的緊張，有點不能專心。	相當緊張，會有想逃開的念頭。	極度的緊張，有生以來最嚴重的程度。

＊迴避指數（Avoidance）：想要逃避的程度：

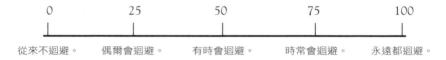

0	25	50	75	100
從來不迴避。	偶爾會迴避。	有時會迴避。	時常會迴避。	永遠都迴避。

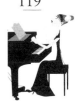

第二步：了解自己的認知行為模式

1.社交焦慮的主觀認知過程

　　認識社交焦慮的來源後，第二步是要了解自己的認知行為模式，察覺自動化思考（思考謬誤），才能以理性來進行反駁，挑戰錯誤的自動化思考。

　　從圖二「社交焦慮症的主觀認知過程」中可發現，患者的焦慮從置身社交情境就已開始。例如患者去參加某個派對，對他來說，身邊的每一個人都是讓他害怕的觀眾。其實別人不一定會特別注意他，但他會把注意力都投向這些觀眾，只要發現任何一點訊息和線索，都可以促動他的緊張。

　　舉例來說，跟某人談話的時候，發現對方皺個眉頭，或轉頭去跟別人打招呼，他內心就想：對方是不是對他不感興趣？或對他有意見？自己是不是說錯什麼話？……這些外在線索在他的大腦中引發一連串刺激，讓他開始主觀地認定，在觀眾和身邊這群人的眼中，自己是不是表現不佳、像個笨蛋？大家是不是都在嘲笑他、議論他，或覺得他很無趣？

　　社交焦慮症患者希望自己在別人眼中很完美，但這份

〔圖二〕社交焦慮症的主觀認知過程

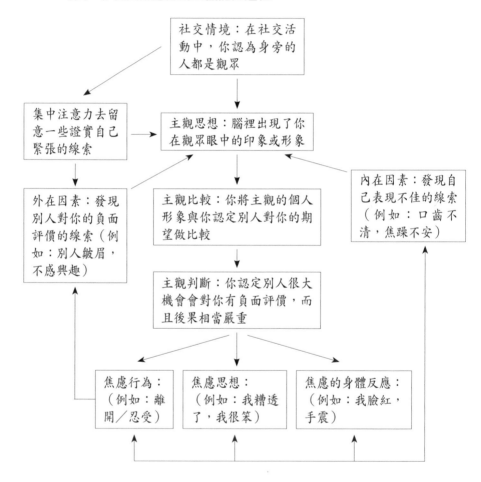

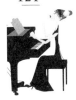

期待又常落空，而且看到別人皺眉頭這種小事，又會把它無限膨脹擴大，想像成很嚴重的後果，認定別人會從此看不起他、不想跟他做朋友、對他的話題不感興趣等等。

　　這樣的認知結果當然會產生焦慮，讓患者只想盡速逃離這個社交場合。如果情勢讓他一時走不開，他就在心裡一直反覆想著：「糟了，我要躲到哪裡，才不會被注意？」「我很笨哪！我不要再開口說話了。」「有個人在看我，我又有什麼地方不對勁嗎？」「天啊，這個聚會何時會結束？」「拜託拜託，千萬不要有人來問我問題。」「大家都知道我不行，我在這裡根本無地自容。」⋯⋯心裡不斷出現自我批評的聲浪，同時開始出現臉紅、手抖、口吃、緊張到說不出話或不斷說錯話、退縮膽怯、全身肌肉緊繃的生理症狀。

　　當這些症狀愈來愈厲害、情況愈來愈不好的時候，有可能產生更混亂的結果，患者也將進入更負面的自我評價之中。

2.惡性循環：焦慮產生的螺旋圖

　　圖三是以一位社交焦慮症成年患者為例，針對他在工作上所面對的困境，所畫出的焦慮產生螺旋圖。

　　首先，在最開始的認知部分，他認為：我的工作一定有問題，要不然上司早就讓我升遷了！他從事這個工作很久了，同樣資歷的同事都已晉升到較高職位，自己卻一直停留在基層。最近，剛好有一個不錯的升遷機會，他很想要主動去跟主管爭取。

　　但每次一想到這件事，生理上就出現胃部緊繃、肩膀和背部肌肉緊張的現象，行為上則是出現手忙腳亂、匆匆忙忙的舉止。有一天，他又滿腦子想著該如何向主管措辭，一不小心就把桌上的資料夾弄翻了。

　　資料夾弄翻的落地聲響，讓同事們都嚇一跳，紛紛轉頭看他，也看到地面上的一片狼籍。這就印證了他心裡的假設：我就是這麼無能，一天到晚出錯，還笨手笨腳，讓大家看笑話，難怪老闆從不看重我，不讓我升遷！想到這裡，生理上的心跳就更加速，出現肩膀痠痛、頭痛等症狀。

　　這時候他連辦公桌都坐不住了，只想趕快離開，以迴避大家的眼光。走出辦公室之後，腦海中不斷胡思亂想：

如果主管要升我，早就提拔我了！為何等到現在？他應該是不喜歡我吧。

他開始猶豫，還要不要去跟主管會談。但升遷是自己長久的期待，因此再次鼓起勇氣，努力說服自己：無論如何，還是給自己一次機會，去見一下老闆吧，聽聽看他怎麼說。……

想到這裡，他的生理上的焦慮立刻升高，簡直喘不過氣來，於是，方才的決心又動搖了，認知上又開始自我打擊：「我一緊張就不會講話，結結巴巴，老闆看到我這副模樣，一定會笑我。看穿我之後，就更有理由不讓我升遷了。明知結果一定是失敗，我何必去自取其辱？……」

這種負面思維模式就是這樣不斷地惡性循環，焦慮的情緒也是這樣，由一個動作引發下一個認知，再次強化心中的焦慮，就成了焦慮的循環。

後來在開會時，他想再次提升遷之事，可是因為太焦慮，雙腳一直跺地，心臟快要跳出來，話到嘴邊就是開不了口。直到會議結束，關於升遷的事，他一句話也沒提。

焦慮的循環是從認知、生理、行為彼此影響，形成一個負面的循環模式。

〔圖三〕焦慮產生螺旋圖

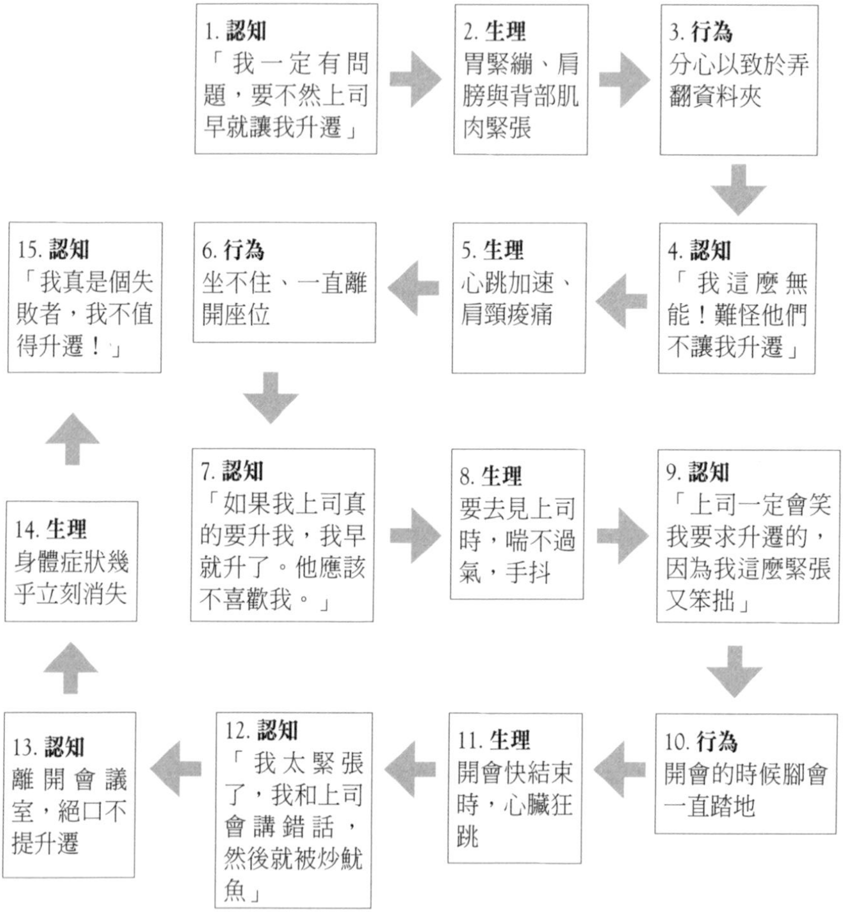

1. 認知
「我一定有問題，要不然上司早就讓我升遷」

2. 生理
胃緊繃、肩膀與背部肌肉緊張

3. 行為
分心以致於弄翻資料夾

4. 認知
「我這麼無能！難怪他們不讓我升遷」

5. 生理
心跳加速、肩頸痠痛

6. 行為
坐不住、一直離開座位

15. 認知
「我真是個失敗者，我不值得升遷！」

7. 認知
「如果我上司真的要升我，我早就升了。他應該不喜歡我。」

8. 生理
要去見上司時，喘不過氣，手抖

9. 認知
「上司一定會笑我要求升遷的，因為我這麼緊張又笨拙」

14. 生理
身體症狀幾乎立刻消失

13. 認知
離開會議室，絕口不提升遷

12. 認知
「我太緊張了，我和上司會講錯話，然後就被炒魷魚」

11. 生理
開會快結束時，心臟狂跳

10. 行為
開會的時候腳會一直踏地

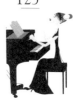

第三步：認知重建

「認知重建」是一種具體可行的治療方式，藉由不斷地練習和演練，改變患者的思考方式，進一步改變情緒和行為。

治療師在治療社交焦慮症時，會提供一些作業讓患者練習，幫助他察覺自己的負向情緒，找出認知的謬誤。

例如前面敘述的案例，看到別人皺眉頭，就覺得對方不喜歡他，或對他不感興趣，自己上演一堆內心戲：「他一定覺得我很無趣。我這麼容易緊張，沒有人會喜歡我。」這種不斷往負面方向去想的狀況叫做自動化思考，也就是認知謬誤。

1. 找出認知謬誤

認知謬誤大致分為以下幾種類型：

（1）**全有全無的想法**（也稱為非黑即白、兩極化，或二分化思考）：看待事情只能二選一，而不是把它當作一個連續的向度，有許多不同程度和可能性。以下舉出兩個例子：

> 巧雲從小就認為自己沒有絲毫吸引力，也很

少給男性朋友進一步認識她的機會。可以想見，
她在跟異性的社交互動中，顯得相當不安焦慮，
她相信沒有人會喜歡她，再多交談只會有不好的
結果。

　　她對任何事情都抱持全有或全無的想法，
認為男人不是好人就是壞人，男女交往不是成功
就是失敗，一個人不是很受歡迎就是沒人理睬。
她的自我評價很低，如果問她「什麼叫做有吸引
力？」她提到的都是知名的模特兒與電影明星，
認為要像這般美麗的人，才具有吸引力，普通人
頂多是「好看」，根本不算什麼。她並不理解，
人和人的關係有很多面向，也有很多種不同的層
次，所謂吸引力也有很多種可能性，並非這麼簡
單的黑白二分。

　　明章的工作能力很強，也很受老闆器重，
但是他很害怕在公開場合講話時，會出現說話結
巴或表現不佳的狀況，並且視此為天大的恥辱、
全然的失敗。雖然，很多人都告訴他「一個人不
可能十項全能，難免有些弱點，不必這樣自我否

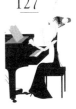

定。」但他仍然認為只要一出糗，就是前功盡棄，一文不值，大家都會看不起他。為了避免失敗的產生，他還是決定離開目前從事的職務。

（2）**預期負向結果：**預期某些不好的事情已經或正要發生。通常有下列兩類錯誤想法。

•如算命師般的自我預言：鐵口直斷，認為某些不好的事情一定會發生，好像自己正注視著水晶球一樣。

博凱是位中年紳士，他很害怕在其他人面前寫字。只要有人在場，他就不能簽支票、使用信用卡或書寫任何文字，雖然他在獨處時能將這些事情做得相當好。他常預期，如果在公開的寫字情境，「我的手一定會一直發抖」、「我會汗流浹背，一直冒冷汗」、「我會心悸、昏倒」、「我看起來一定非常愚蠢，像個笨蛋」、「我將會驚慌失措，大家都會嘲笑我」。當然這些預期是基於過去的經驗，然而在治療期間，很明顯的是，這些負面的預期會不斷強化他的害怕，讓症

狀更加重，影響治療效果。

‧災難化的思考：誇大事情的後果，認為事情一定會往最糟糕的方向發展，認定很嚴重的情況將會發生。

秀如是一名富有吸引力的年輕女性，但她每次遇見有魅力的男性，談話時總是非常焦慮。她會盡量避免和他們接觸與互動，找藉口離開或縮短談話時間。治療一開始時，她只有很少的約會經驗，而且每天都感到強烈的焦慮情緒。

在討論到她所害怕的情況時，她說，那些男性「一眼就會看穿我是個超級神經緊張的人」，因而會認定她很笨、很沒用、沒吸引力、很無趣。但事實卻是，即使她處在高度焦慮時，也能繼續保持令人愉快的談話，但是她自己卻把事情想得很嚴重，認定別人一定會因此棄她而去。

（3）否定正向經驗：不合理地告訴自己，那些正向經驗、行為、特質都是不算數的。

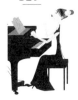

　　品吉因為害怕與異性互動而來尋求治療。他曾經冒著被拒絕的風險，勇敢邀請一位女性外出約會，對方也接受了。在下一次的治療會談中，品吉說他們互動非常好，治療師問他：「為什麼這樣順利？」他把一切都歸因於對方，認為都是因為對方非常友善、很善於聊天，卻完全忽略了自己的表現其實也很不錯。他沒有看到自己的進步和潛力，因而無法建立適度的自信心，繼續開展下一步。

（4）情緒化推論（跟著感覺走）：認為某些事情必定是真實的，因為「感覺」如此強烈，而無法理性的觀察，完全忽視事實與證據。

　　例如品吉在治療之前對異性感到相當焦慮，他說：「我覺得自己非常愚蠢，別人一定也是這樣看我的。」「我覺得自己毫無魅力，根本沒有任何女人會看上我。」「我不可能成功。」「對方一定會拒絕我。」「我這輩子注定沒希望了。」

（5）標籤化：將一個固定的、僵化的標籤，硬貼在自己或他人身上。

例如「我天生就是個輸家」、「他不可能是好人」、「漂亮女人都很現實」、「口才好的男人都很花心」、「害羞的人沒救了」、「內向的人注定要孤獨」……。這些缺乏彈性的標籤，會窄化我們的思考，忽視了人生的其他可能性。

（6）心智過濾器（也稱為選擇性提取、以偏概全）：見樹不見林，把過度的注意力放在某一個小部分，而沒有看到全貌。

　　許多社交焦慮症患者就像在腦袋中裝了一個篩選器，只專注於負向的細節，過濾掉其他正向的部分。他會特別注意到別人不喜歡他的部分，而忽略了對他友善的人。

　　例如一名大學講師在全班七十五名學生中，看到了兩個學生在打瞌睡，就覺得學生們都不認真，對他的講課沒興趣，因而焦慮不安。又例如在社交聚會中，有一個人對他態度不好，他就認定這個聚會不適合他，所有的人都討厭他，這次社交很失敗，完全忽視了那些有趣的談話和友善的互動經驗。

（7）讀心術：自認知道別人在想什麼，但其實根本沒

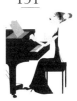

有進行客觀的檢驗。

　　例如看到別人的一個眼神，就認定：「他一定不喜歡我。」老闆把他的報告退回來，要他修改，就認為：「老闆一定認為我沒有能力、不認真，故意整我。」看到同事們有說有笑，就認定：「大家一定認為我很無趣，集體排擠我，都不願意來找我聊天。」朋友走路匆忙，沒跟他打招呼，就認定：「他一定是故意假裝沒看到我。」

（8）**過度概化**：以偏概全，根據一點點資訊就做出過度廣泛的結論。

　　俊明很想要增加與異性的互動，卻又很害怕接近女性。他曾經被女性拒絕過一次，就此下結論認定：「沒有人願意跟我約會。」若有女性朋友邀請他加入團體聚會，他也惴惴不安地認為：「她一定是不想和我單獨出去。女生都是這樣。」

（9）**「應該」和「必須」的陳述**：對於自己或其他人

應該如何表現、必須如何做，都有固定的、先入
為主的想法，而且高估不符合這些期待的後果。

例如「我應該是完美的，不應該犯錯，不然
我的人生就完蛋了」、「我應該要積極進取，我
必須出人頭地，否則就太沒用了」、「我不應該
在別人面前顯露出焦慮，我必須假裝很鎮定，以
免別人看不起我」、「男人應該要堅強，女人應
該要含蓄，不然就不是好男人或好女人」……太
僵化的教條式想法，不但忽略了個別差異，也增
加許多身心的壓力。

以上這些認知謬誤，都是人之常情，但是如
果過度沉浸在偏頗、僵化和負面的想法，往往使
人更加焦慮，而且會妨礙人際關係的健康發展，
影響未來的行為表現。所以，針對社交焦慮症患
者的治療，必須找出當事者常犯的思考謬誤，並
進一步覺察它、釐清它、反駁它、挑戰它、進而
改變它。

2. 認知重建

【認知重建】練習反駁問句,挑戰你的自動化思考

反駁問句練習

使用以下這些問句挑戰你的自動化思考,來審視之前你對自己提出的問題。你將發現,每個反駁問句都能幫助你建立不同的想法。

1. 我能確定_____嗎?
   (例:我能確定每一個人都在注視著我嗎?)
2. 我100%確信_____嗎?
   (例:我100%確信同學們都等著看我出糗嗎?)
3. 我有什麼證據證明_____嗎?
   (例:我有什麼證據證明我的演講一定會失敗嗎?)
4. 最糟可能發生什麼事_____?
   那會有多糟糕?我可以如何因應那個狀況呢?
5. 我有水晶球嗎?我真的能預知結果嗎?_____
6. 對於_____是否有其他解釋呢?
   (例:對於他拒絕和我喝咖啡,是否有其他解釋呢?)
7. _____是否一定導致或等於_____呢?
   (例:感到神經緊張是否一定導致或等於看起來很笨呢?)
8. 這件事是否還有其他的可能觀點呢?
9. _____指的是什麼呢?_____是否真的表示我是個_____呢?(例:「看起來像個白癡」指的是什麼呢?我說話結巴是否真的表示我像個白癡呢?)
10. 聚焦在這些想法上面,對我有幫助嗎?_____

　　進行認知重建時，首先可以藉由上述問句來找證據，例如為何認為別人不喜歡自己？證據有哪些？患者可能會說：「因為別人皺起眉頭」、「看到我卻不跟我打招呼」等等，列出所有類似的各種證據。

　　然後，反問患者：「這樣就表示他不喜歡你嗎？會不會他剛好在跟別人聊天，沒有注意到你？對方的反應，還有沒有其他的可能性和解釋呢？」

　　接著，可以繼續跟患者討論：「就算別人真的不喜歡你，這樣子一直思考下去的結果，就會變得愈來愈負面、愈來愈緊張，到最後連一個朋友都沒有喔。那我們可不可以往好的方面去想？想想最好的情況會是怎麼樣？別人皺眉頭，會不會根本與你無關呢？他不是不喜歡你，可能剛好眼睛不舒服，或想到別的事，才會皺眉頭？……」

　　更進一步，可以分析更好的情況：「是不是有可能這樣──如果你不逃開，繼續留在社交場合裡，說不定還會有其他人來找你講話，說不定有人會對你很有興趣啊。」往好的和正面的情況去進行討論，幫助患者建立正向的思考模式，增強其信心。

　　治療師也可以從反面來提出討論：「那，最糟糕的情況可能會怎樣呢？頂多沒人跟你講話而已，於你有什麼損

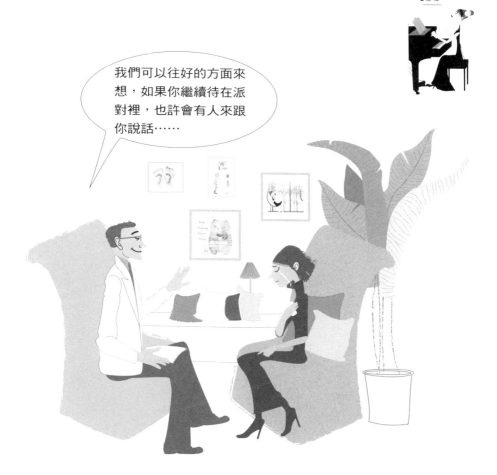

我們可以往好的方面來想，如果你繼續待在派對裡，也許會有人來跟你說話……

失呢？如果，更幸運的，這一次聚會的結果，能夠有三分鐘的輕鬆談話，下一次聚會，能夠再進步一點點，擁有五分鐘的輕鬆談話，就代表你的情況一直在進步，一直在改善了啊！」

　　最後，再分析發生最好情況和最壞情況的機率，各有

多少，並幫助患者回想一下，以前曾經有過的良好社交經驗，並鼓勵患者從熟悉的人、友善的人開始練習聊天，慢慢建立信心，再逐步嘗試跟陌生人互動。

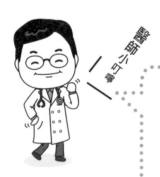

醫師小叮嚀

我要告訴自己：
1. 社交焦慮症是學習的結果，我們可以學習別的方法。
2. 負面的自動化思考是負面的，是對於自己、他人、未來或世界的不合邏輯想法。
3. 學習如何辨別以及改變這些自動化思考是改善社交焦慮的主要步驟。

醫｜學｜小｜常｜識

社交焦慮症患者的自動化思考

以下是台大醫院精神部已故的李宇宙醫師所提供的一些例子。一般人通常不會陷入這種負面思考中，但是社交焦慮症的患者卻往往會一直這樣想：

・除非我表現鎮定，否則別人鐵定會排斥我。

・我一定要夠機智風趣，人們才可能喜歡我。

・假如我有絲毫偏差，別人一定會看在眼裡。

・假如我表現太差，那一定是自己的錯。

・我必須力求表現做好事情，讓別人接受我。

・從來我所喜歡的人到頭來總是不喜歡我。

・他們要真想了解我的話，應該會主動讓我知道。

・假如我一直孤獨下去，就不可能快樂起來。

第四步：行為訓練

暴露療法

　　暴露療法是一種具體的行為訓練。當患者重建了正向認知之後，進一步可以鼓勵患者主動置身於社交情境中，進行實地練習。採用暴露法與認知重建來克服社交焦慮的步驟，大致分為三部分：

　　（1）暴露之前

　　　・想像自己處身在引發焦慮的社交情境中。

　　　・辨識經驗到的自動化想法，例如「大家都在看著我」、「我必須快點逃走，否則我會昏倒」等等。以0～100的量尺，對自己每個自動化想法的相信程度做評分，並且覺察自己因自動化想法而產生的各種情緒。

　　　・辨識每個自動化想法的謬誤。例如「大家都在看著我」這個想法，有何謬誤存在？

　　　・使用反駁句去挑戰其中一個或兩個最困擾的自動化想法。例如「我如何證明每個人都在看我？」「我如果不逃走，真的會昏倒嗎？我昏倒的機率有多少？」

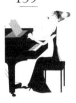

- 將反駁句的答案摘要為理性反應。例如「我不用逃走，因為我不會真的昏倒。」
- 選擇一個可達到的行為目標。例如「我可以在這個社交情境裡待上三十分鐘，而且不會昏倒。」

（2）暴露在情境中

暴露到某個社交情境中，使用理性反應來協助控制焦慮。例如「我可以去參加同事的婚禮。我可以跟認識的同事坐在一起，他們很了解我，不會取笑我。」「在婚禮中，大家的注目焦點是新郎新娘，沒有人會看我。」持續待在社交情境中，直到自然結束或焦慮降低。

聚焦在個人設定的目標，持續保持專注，讓自己努力學到最多。例如設定目標是待到婚禮結束，不論中途發生什麼狀況，例如有人來敬酒或聊天，都不要離開，努力學習以微笑克服焦慮，即使不開口說話也沒關係。

（3）暴露之後，說明報告此經驗

詢問自己是否達到目標。例如是否有待到婚禮結束。如果是，就是一次很成功的經驗。如果沒有達成目標，還是中途離開了，那麼，總共待了多久？為

何決定提早離開？可以進行討論。

再次聚焦於暴露前所挑戰的自動化想法。選擇一個原先最困擾或最重要的想法，以0～100量尺來對這個想法的相信程度再次評分。與之前的評分作比較，看看是否降低了。

例如暴露之前最擔心「大家都在看我」、「我如果不逃走，一定會昏倒」。暴露之後，對於這兩個想法的相信程度，是否降低了。

聚焦在理性反應上。評估證據是否為真？以0～100量尺來對理性反應的相信程度再次評分，看看分數是否增加？看看自己的理性反應是否需要微調？若是，花一些時間去調整它。

例如原先設定的理性反應是「我不需要逃走，因為我不會昏倒」，現在，可以重新評分，看看對它的相信程度是否增加了。

是否有任何未預期的自動化想法出現？花時間去挑戰它們。另外，結束暴露作業後，是否有任何令人困擾的自動化想法？花時間加以挑戰，不要讓它們干擾成功。

例如參加婚禮時突然冒出一個新的想法：「我不

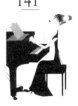

可能結婚，擁有這樣的幸福。」再次仔細審視這個想法，辨識它的謬誤，使用反駁句去挑戰它。

　　摘要出這次經驗中得到的正向經驗，討論如何將它們運用到未來的類似情境。

　　例如這一次經驗學習到，「只要跟熟識的人坐在一起，即使面對很多陌生人的社交場合，也不必太恐懼。」這個原則就可以應用到其他的社交情境。

　　獎勵自己的努力。例如去吃一頓美食、為自己買一件新衣服、租兩部好看的電影，給自己一個獎勵，慶祝自己再次踏出成功的一步。

放鬆練習：腹式呼吸與肌肉放鬆法

　　有社交焦慮症的人只要身處社交場合，就很容易全身緊張，這是一種反射性的生理反應。要降低社交焦慮的生理症狀，可以採用行為訓練的方法，進行放鬆練習，這對於降低焦慮反應很有幫助。

　　放鬆練習不只適用於社交焦慮症的治療，亦普遍應用於各種焦慮症。這是一種減少身心壓力和阻力的方法，放鬆的步驟很簡單，任何人都可以輕易學會，而且可以隨時隨地應用。主要包含三個重點：

（1）縮小注意力範圍

就是不要注意到太多的線索，不要去注意現場的人們和情境，只要專注於當下正在做的事。例如，在演講或報告時，只要專注於報告的內容就好；如果正在練習腹式呼吸，只要注意腹式呼吸的方法，把注意力的範圍縮小到鼻子和腹部肌肉的收縮，這樣可以幫助自己安靜下來。

（2）調息（腹式呼吸）

放鬆訓練的第二個方法是調息。生活中有很多機會可以練習放鬆，最簡單的方式是腹式呼吸。呼吸的動作對我們的身心影響很大，有許多的活動如靜坐、太極拳、內功等，都很注重調息的作用。

腹式呼吸是利用緩慢的深呼吸，將空氣一路吸到肚子裡，而不是吸到胸部而已。吸氣時，讓肚子慢慢鼓起來，吸飽氣後，再慢慢吐出來，肚子緩緩扁下去。坐著或躺著都可以練習，只要讓自己的姿勢放鬆舒適即可。

這樣的呼吸方式可以促進腹腔使力，讓身體細胞充分吸收新鮮氧氣，讓全身肌肉和情緒比較容易放鬆。因為人在緊張的時候，交感神經的作用很強，腹

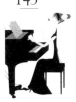

式呼吸就是要降低腎上腺素對身體的刺激反應，活化副交感神經，提升安寧、平和、愉悅的舒適感受。

（3）肌肉放鬆

最後一個步驟就是肌肉放鬆。放鬆肌肉的方法很多，剛開始練習時，可以先從身體某個部位開始慢慢放鬆，例如從腳趾頭開始，由下而上，讓身體一步一步地放鬆。

具體做法是，從左腳開始，一面做腹式呼吸，一面將注意力放在左腳的腳趾頭上，讓它放鬆，然後是腳底、腳背、腳踝、小腿、膝蓋、大腿、左臀部的肌肉，逐一放鬆。接著是右腳，同樣從腳趾、腳底、腳背開始，往上逐一放鬆到右臀部。然後是腰部、背部、腹部、胸部、手臂、手掌、手指，然後是肩部、頸部、臉部、頭部，如此依序將全身掃描一次，配合呼吸，讓全身肌肉逐漸放鬆。這樣的全身掃瞄可以重複進行兩、三次，全身就會進入很放鬆的舒服狀態。

還有一種快速放鬆法，可以讓患者很快體驗到放鬆的經驗。這特別適用於不曉得如何放鬆的人。有些患者來到醫院求診，分明顯得焦躁不安，坐下來之後就劈哩啪啦

不斷訴說他有哪些困擾，當醫師詢問他是否經常覺得緊張時，患者卻搖頭說：「沒有啊。」

這是一種對身體缺乏覺知的盲點，他們根本沒有意識到自己的緊張。因為全身繃緊習慣了，現在反過來要他們放鬆，他們完全不知道要如何做，也不知道什麼是放鬆的感受。這些人在進行放鬆訓練時，往往自認為已經很放鬆了，但其實肩膀和全身肌肉仍然很緊繃。這時可以先請他先緊緊握拳，握得愈緊愈好，讓他體會到肌肉極致緊繃的感覺，停留十秒鐘，然後要他立刻鬆手，打開拳頭。或者，也可以請他把整個臉部肌肉繃緊，盡量皺成一團，繃緊十秒鐘之後，再突然放鬆下來。同樣的練習可以反覆進行三次。透過這樣一鬆一緊的練習，讓患者快速體驗到緊繃和放鬆的差異，他才會知道什麼是放鬆。這是初期練習時很有效的方法。

有患者反應，在緊張的時候，怎麼練習都沒用，還是放鬆不下來。這是當然的，緊張模式已經啟動，要放鬆就更不容易。因此這些放鬆的技巧要平時就勤加練習，練到熟能生巧，讓身體進入自動化模式，就很快可以放鬆。若等到置身緊張的社交情境才開始練習，自然無法發揮出最佳效用。

藥物治療

社交焦慮症在藥物治療上，主要使用的是抗憂鬱劑、抗焦慮劑、乙型腎上腺素阻斷劑（ β -blocker），以及非典型抗精神病藥物。

在這些藥物當中，抗焦慮劑普遍用於各種焦慮症狀，也常拿來做為助眠藥物，效果很快也很好，但有成癮之虞，不容易停藥。病患用藥一段時間後可能會離不開這類抗焦慮劑，而在停藥時出現戒斷症狀。

抗憂鬱劑則比較不會有成癮的問題，因為作用機轉不一樣。目前醫界認為抗憂鬱劑對於社交焦慮症比較有效，雖然它不會一下子發生作用，但藥效持久，比較能根治社交焦慮症這種慢性疾病。

由於社交焦慮症患者常常合併憂鬱症，因此使用抗憂鬱劑也可以治療憂鬱症。有時醫師會針對患者的症狀，合併使用抗焦慮劑和抗憂鬱劑，例如最近有較大壓力的社交焦慮症患者，可先以抗焦慮劑解除緊張和焦慮的症狀，兩周後再採用抗憂鬱劑來根治。

第二代抗憂鬱劑：

　　大家可能會覺得奇怪，社交焦慮症又不是憂鬱症，為什麼要用抗憂鬱劑？其實目前有很多焦慮症的治療都是採用抗憂鬱劑，因為抗憂鬱劑同時也有抗焦慮的效果，特別是目前大多採用第二代抗憂鬱劑，例如選擇性血清素再吸受抑制劑（selective serotonergic reuptake inhibitors, SSRI）、血清-正腎上腺再吸收抑制劑（serotonin-norepinephrine reuptake inhibitor, SNRI），或是單胺氧化抑制劑（monoamine oxidase inhibitors, MAOI）。

　　百憂解出現後，陸續有很多新的抗憂鬱劑被研發出來。百憂解對社交焦慮症沒有明確的療效，因此並未被正式採用。目前有比較明確療效的是屬於選擇性血清素再吸收抑制劑的「克憂果」（Paroxetine）、「樂復得」（Sertraline）、「解憂喜」（Citalopram）、「立普能」（Escitalopram）、「無鬱寧」（Fluvoxamine）等。通常要服用九個月到一年以上，以避免復發。

　　在血清-正腎上腺再吸收抑制劑方面，目前有「速悅」（Venlafaxine）和「千憂解」（Duloxetine）。速悅有比較多的研究證實對社交焦慮症有效；千憂解則是新一代的抗憂鬱藥物，可能因為比較新，相關療效的研究比較少。

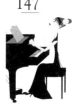

　　另外一種叫做單胺氧化酵素抑制劑，這類型藥物容易與食物產生交互作用，比方說不能與起司共食，不然可能會造成高血壓危機的副作用，過去醫師使用時很謹慎，因此國內較少採用。雖然目前此藥物已有改善，但醫界還是不習慣採用。此類藥物比較有效的是Phenelzine（中樞神經系統用藥／精神安定劑〔抗憂鬱劑〕），台灣醫界會用來治療憂鬱症，但並不常使用於社交焦慮症。

治療社交焦慮症的抗憂鬱劑類型藥物一覽表

抗 憂 鬱 劑 類 型	藥 品 名
選擇性血清素再吸收抑制劑	克憂果、樂復得、解憂喜、立普能、無鬱寧
血清-正腎上腺再吸收抑制劑	速悅、千憂解
單胺氧化酵素抑制劑	Phenelzine有效 可逆性A型單胺氧化酶抑制劑（RIMA）無效

　　本土研究社交焦慮症藥物治療後的預後發現：症狀較輕的社交焦慮症患者，在無物質濫用或抽煙、無合併復發型憂鬱症的情況下，採用藥物治療的效果較好。

　　不過，服用藥物除了改善症狀之外，更重要的是要

避免復發。針對樂復得的研究指出，如果對藥物有效的患者，一組連續服藥到四十四週，復發的比例為4%；另一組患者沒有持續吃藥，在第二十週的時候就停藥的話，二十四週後復發比例是36%。因此，有規則且持續地吃藥，可以很有效降低復發率。

另外，針對克憂果的研究顯示，停藥後追蹤一百八十天（約六個月），結果發現若這期間有部分停藥的患者大約有四成多的人會復發，而未停藥的患者只有約一成多有復發。所以有規律持續服藥，確實可以幫助病患免於復發。

抗焦慮劑（苯二氮平，BZD）：

治療社交焦慮症除了使用抗憂鬱劑之外，還有抗焦慮劑，其中以苯二氮平最常被採用。此類藥物主要有兩種用於治療社交焦慮症，一是「利福全」（Clonazepam），另一種是「贊安諾」（Alprazolam）。這類藥物最大的特徵是對抗焦慮有效，但是社交焦慮症常會合併憂鬱症，它對憂鬱症比較沒有效果。

因此，如果是單純的社交焦慮症，使用抗焦慮劑又快又有效，但是對於已經產生憂鬱症狀者就效果有限，兩者

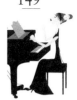

有很大的差異。

　　抗焦慮劑的特色為容易成癮，服用之後就會需要不斷地使用，停藥有可能會產生戒斷現象，而且採用抗焦慮劑會影響暴露練習的效果。例如暴露在社交情境的時候，若要產生治療效果，本來應該要用認知重建和放鬆訓練的方法來降低焦慮，卻因已用藥物來壓制，沒有辦法練習自我克服的能力。所以醫學界有部分人士反對使用抗焦慮劑，主張應該讓患者透過認知行為的技巧來練習，才是根本之道。

　　由於抗焦慮劑對降低焦慮的效果還是不錯，所以當病人有嚴重焦慮困擾的時候，醫師依然會開處方服用，等到焦慮症狀降低之後，或者使用抗憂鬱劑漸漸出現成效之後，就會減少使用或停用抗焦慮藥物。在醫師指示下，短期適當的使用抗焦慮劑，成癮的風險可大幅降低。

乙型腎上腺素阻斷劑（β-blocker）

　　乙型腎上腺素阻斷劑經常在其他精神疾病的治療上被採用，但針對社交焦慮症的療效不佳。不過它特別可以用在暫時性的降低表現焦慮，例如考試前或演講前的緊張、音樂家或聲樂家在表演前的過度焦慮。醫師有時也會開處

方給這類型患者服用，以降低表現焦慮的生理症狀。

　　之所以使用乙型腎上腺素阻斷劑而非抗焦慮劑，是因為在面臨表現焦慮的情境中，若使用抗焦慮劑有可能適得其反，患者可能變得太過鎮定、甚至反應遲緩，反而影響應有的表現，所以才以乙型腎上腺素阻斷劑替代。但它僅是表現焦慮症的暫時處方，並不是根治的用藥，不宜長期使用。

醫｜學｜小｜常｜識

使用抗焦慮劑治療社交焦慮症的考慮：

- 合併憂鬱症時較無效。
- 有濫用或依賴的風險。
- 易有戒斷焦慮。
- 影響暴露練習的效果。

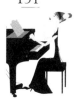

實際案例分析：流浪的眼睛

我發現我是病人。

我是個每天除了吃飯睡覺之外，其餘都在電腦前趕報告與文章的研究生。

有一天，當我站在講台上，腦筋一片空白，全身冒著冷汗，莫名發著抖時，我只感到大家的目光好像在取笑我，我全然的呆站在台上，我覺得丟盡了臉。下了台，我在思考剛才不理性的反應，只覺羞愧與不安，我發現，我會害怕出席餐會，害怕見到教授，害怕大家聚會的場合，害怕交友，害怕人群，我很怕出糗的經驗再次發生。

在一次透過網路幫親人查詢精神疾病的時候，我發現了社交焦慮症的病徵和自己的情形很像，我猶豫了好幾次，終於到台大醫院掛號。我決定面對內心裡的恐懼，尋找醫生透過科學的方法進行治療。當我坐在精神科等待掛號的座位上，我發現我是病人，我想要找尋出口，治療內心的焦慮。

首先經歷了半年的藥物治療與林醫師的心理諮商，我感覺自己漸漸有所進步，之後再接受了連續十幾週認知行為的團體治療後，面對講台與聚會的焦慮已經減少很多。

我常常提醒自己要正向思考，提醒自己太多負面思考只會
讓自己更焦慮，這是我經歷了藥物和團體治療後學到的自
我治療方式。

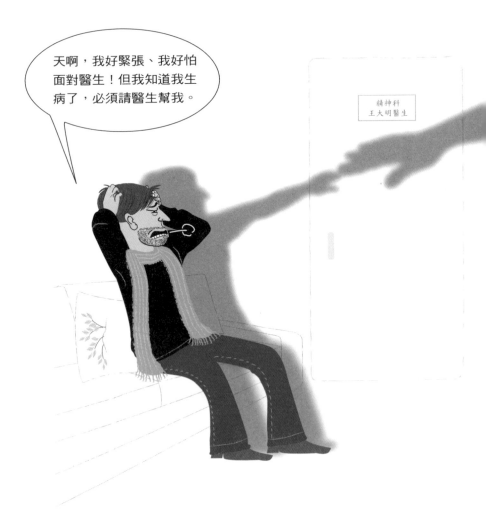

想藉此將我的經歷分享給各位病友，面對它、接受它、放下它。我知道就像糖尿病一樣，雖然它沒辦法根治，然而我想說，謝謝林醫師、郭助理、單醫師、龔心理師，幫助我面對精神疾病，謝謝你們。

　　這是一個成功的治療案例，「流浪的眼睛」想把自己的經驗提供給病友參考，所以把這篇文章放在網站上。

　　流浪的眼睛，就醫時二十九歲，就讀博士班一年級。求診動機是因為害怕焦慮的狀況會影響未來發展。他在上網搜尋母親疾病資訊時，查到有關社交焦慮症的資料，發現其中有八成症狀與自身相同，這才驚覺：「原來這是一種疾病」，因此主動求醫，希望改善自身狀況。

　　他自述家裡成員相處融洽，父母感情很好，不過母親有點內向，較少獨自出門。他在國小、國中時並不特別內向害羞，進入高中後卻突然變得畏縮膽怯，人生就此出現轉折。高中數學老師不喜歡他這麼內向，有一次上台在黑板上演練數學題目，被老師嚴厲批評，頓時覺得受挫，開始害怕面對老師。

　　從此他畏懼權威人士，尤其是老師，一直到念了博士班，常需要參加學術研討會，但他在公眾場合總是不想

講話、臉色不佳，雖然心裡想著：「自己怎麼會這樣不理性？」卻無法克服莫名的焦慮。

這樣的情況已影響到工作、學業和生活，尤其學業上若遇到嚴格的老師，他一上台報告就會舉止失常，不僅全身冒冷汗、腦海一片空白、講話結巴，有一次甚至覺得快要昏倒而蹲在地上。同學們也很納悶，為何他學術論文或書面研究報告名列前茅，上台報告卻如此緊張。

他到醫院看診時，內心其實很緊張，掛號之後仍然猶豫很久，最終才鼓起勇氣踏入診間。一開始他默不作聲，顯得有些慌張，待一段時間破冰後，他才慢慢傾吐自己的問題。

首先他在填答社交畏懼量表SPIN時，分數是三十分（二十四分以上可視為達到社交焦慮症的門檻）。針對他有點憂鬱的症狀，醫師採用「速悅」做為治療用藥。

第二週後回診，SPIN分數已降至二十三分，第三週再進步到十幾分，第四週僅四分，社交焦慮症的症狀幾乎已經完全沒有了，進步神速。憂鬱症的部分則是第二週就沒有症狀了。

藥物治療在他身上獲得了立即的效果，但是上台時還是會感到害怕，因此在藥物治療之後，他繼續參加了為期

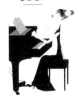

認知行為團體治療療程表

療次一	治療內容介紹、認識自動化思考
療次二	認識認知謬誤、認知重建練習
療次三	認知重建練習、介紹暴露練習
療次四～療次十一	暴露練習
療次十二	回饋與分享

十二週、每週一次的社交焦慮症的認知行為團體治療。

　　經過連續十二週的認知行為治療之後，他變得比較勇敢，改變了行為模式，也克服了上台畏懼，不僅報告表現優異，甚至還能出面舉辦國際研討會。成功舉辦大型活動給了他很大的自信心，後來他帶領同學參加國外競圖比賽，還拿下不少獎項。這是一個成功治療的案例，後來沒有服藥也不再復發，經追蹤情況良好。

　　在此稍做說明：此個案參加認知行為團體治療的效果不錯，但我們的治療經驗顯示，嚴重的社交焦慮症患者最好先經過個別治療再參加團體治療，以免參加團體的壓力過大而失敗。

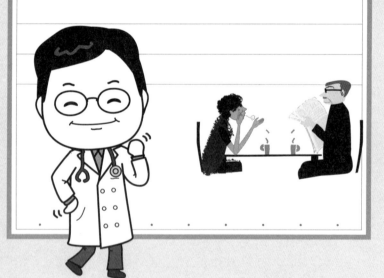

【第五章】

社交焦慮症的共病現象

社交焦慮症常同時伴隨許多精神疾病，
每個個案的共病情況又不一樣，
往往讓治療變得有點複雜，
醫師也要考量個案有無共病現象。

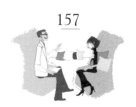

　　正恩從小就被形容為「龜毛」，他很愛乾淨，甚至到了有潔癖的地步。他不但洗手很勤快，床單必須沒有一根頭髮，馬桶必須亮晶晶，遙控器被家人用過就拿來擦拭一番，出門在外時更會因為到處充滿髒空氣和細菌而焦慮不安。他無法搭乘大眾交通工具，深怕觸碰到把手、拉環、椅背上的髒東西，他更在意其他乘客的眼光，總覺得大家全都在注視著他。光是想像，他就緊張到要逃走，躲進洗手間不停地清洗自己的雙手。……

常見的共病

　　社交焦慮症比較麻煩的是，往往病情並不單純，經常
合併其他精神疾病。有許多患者發病之後，並沒有及時治
療，直到病情惡化到極度焦慮或伴隨重度憂鬱，才終於前
來就醫。此時，醫師就必須先治療比較嚴重的共病，之後
再來診治社交焦慮的部分。

〔圖四〕社交焦慮症與其他精神疾病的關係圖

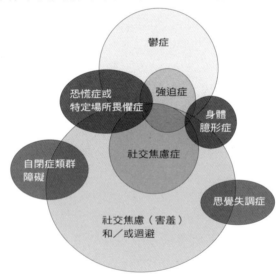

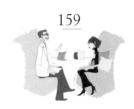

　　如圖四所示，社交焦慮症跟許多精神疾病有共病關係，往往讓當事者和家人感到混淆，有時連專業人員都要仔細區辨，才不會產生誤診。以下就針對社交焦慮症與其他精神疾病的區辨，簡單加以說明。

鬱症（depression）：

　　社交焦慮症患者就醫時，常常已經同時有鬱症發生，到診間時完全不講話，憂鬱症狀非常明顯，反而看不出來有社交焦慮症。因此，醫師往往不容易察覺其社交焦慮的症狀，只處理憂鬱症。等到病情穩定之後，才發現原來是一位社交焦慮症患者。

恐慌症或特定場所畏懼症（panic disorder or agoraphobia）：

　　恐慌症是一種非預期性的恐慌發作，患者並非只在社交場合發作，即使一個人獨處的時候也有可能發病。社交焦慮症患者也會有恐慌的症狀，但是只會在社交場合、有旁人在場時，才會感到恐慌。醫師可以針對這個特點，來辨別兩種疾病的不同。

自閉症類群障礙（autism spectrum disorders）：

　　自閉症和社交焦慮症通常沒有太多交集。自閉症從小就有其固定特徵，他們不管是跟熟人或陌生人在一起，溝通上都會有困難和缺陷，也可能出現害羞或迴避的狀況。

　　而社交焦慮症患者在溝通能力上是沒有問題的。只要是讓他放心的熟人，他就可以表現得很正常，甚至顯得很愛講話，比一般人更喜歡表達。他的障礙通常表現在面對大眾及陌生人的時候。

強迫症（obsessive compulsive disorder）：

　　社交焦慮症患者有些會出現類似強迫性的思考，例如一直認為別人在注意他，實際上根本沒有，他在理智上也知道事實如此，但就是無法控制自己的思考。這情況通常出現在社交場合或壓力大的時候。

　　而一般強迫症患者的主要特性，則是會出現強迫性思考和強迫性行為，例如強迫性怕髒，所以會一直強迫性洗手，即使一個人的時候也會這樣。就是因為無法控制「怕髒」的這個想法，只好不斷用強迫性行為（洗手）來解除壓力，但結果焦慮卻愈來愈嚴重。

　　當社交焦慮症和強迫症共病時，會同時出現社交焦慮症和強迫性行為、強迫性思考的症狀。例如在社交場合怕桌子髒而會一直擦拭的「強迫性怕髒」，或因為怕髒而一直清洗的「強迫性清洗」，這些動作會更讓患者覺得丟臉而讓社交焦慮更嚴重。

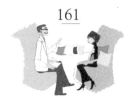

身體臆形症（body dysmorphic disorder）：

因為自覺身體外觀某部分有瑕疵或缺陷，對此非常在意與敏感。此患者怕別人的異樣目光、怕別人注視身體的缺陷、怕別人給予負面的評價而不敢出門，因此有時症狀跟社交焦慮症類似，需要醫師做鑑別診斷。這類患者很少出現在精神科門診，因為身體臆形症患者可能會先求助整型外科或醫學美容，而且他們非常怕見人，會盡量躲在家中。身體臆形症也可能會和社交焦慮症共病，這時患者擔心的不只是身體缺陷，也會擔心別人對自己其他方面的評價，例如講話講得好不好、做事看起來是不是很笨拙等。

思覺失調症（schizophrenia）：

思覺失調症和社交焦慮症沒有太多交集，但有些思覺失調患者也會有不敢出門的情況，例如出現被迫害妄想，或者出現幻覺幻聽，怕別人要加害他。社交焦慮症患者怕的是別人過度注意他，兩者病因明顯不同。

治療思覺失調症患者的社交焦慮可以先改善幻聽或妄想的症狀，然後採用復健的方式，透過團體治療、活動治療、娛樂治療、職能治療等，建立自信心、改善社交技巧，與社交焦慮症患者以認知行為治療為主的方式不同。

針對社交焦慮症的共病研究，美國加州聖地牙哥大
學心理診所教授史田博士（Murray B. Stein）在2008年提
出的數據是：

與社交焦慮症之共病症	比　例
重鬱症	19.5～37%
單純畏懼症	27.2～38%
酒精／藥物濫用	24%
創傷後壓力群	16%

2005年，陳震宇醫師等在「心靈園地」網站上的調查
顯示，社交焦慮症之共病症比例如下，與國外的統計做對
照，發現憂鬱症確實有較高比例的共病，中外皆然。至於
合併藥物濫用和酒精成癮的比例，國外的情況顯然高出許
多。

與社交焦慮症之共病症	比　例
憂鬱症	23.2%
廣泛性焦慮症	20.3%
恐慌症	7.1%
網路成癮	7.9%
酒癮	2.9%

社交焦慮症合併憂鬱症

社交焦慮症患者因為人際上的退縮和孤單感，很容易合併憂鬱症。根據美國的研究，社交焦慮症的臨床病人大約60%至70%伴隨有憂鬱症的症狀。

另有研究也發現，社交焦慮症患者發生憂鬱症的風險會隨著罹病時間而有顯著的增加。行為抑制和恐慌症狀的出現，可以做為社交焦慮症惡化後產生憂鬱症的預測因子。行為抑制就是從小對陌生人或環境比較退縮、壓抑、迴避。而恐慌症狀就是突然出現一股強烈的恐懼或身心不適的症狀，好像人快要死掉或失控的感覺。如果焦慮與恐慌兩種情況都出現的話，往後比較容易產生憂鬱症。

社交焦慮症合併憂鬱症的患者，自殺意念及企圖都比單純的社交焦慮症患者還要高，算是有自殺傾向的高危險群，因為兩者都不容易在治療後病情就馬上好轉，需要與病症共處一段較長的時間，所以身邊親友要特別提高警覺，多加關心。

研究發現，社交焦慮症發病之後的二年至五年期間，較容易開始罹患憂鬱症，其憂鬱的程度會隨著時間而逐漸加重。幸好，社交焦慮症合併憂鬱症的病患比較會主動尋

求幫助，因為憂鬱的症狀出現了，心情低潮無助、無法入眠，有些人甚至嚴重到想自殺，非常難受，因此願意出門就醫。

2010年，美國史丹福大學醫學院歐哈勇教授（Maurice M. Ohayon）發表的研究顯示，24.8%合併有憂鬱症的社交焦慮症患者會找醫師治療，但單純的社交焦慮症患者只有4.6%會找醫師治療，比例非常稀少。

不過，當他們到醫院求診時，醫師通常會先治療憂鬱症的部分，因為患者的症狀和主訴都以憂鬱為主。有研究指出，這類門診病人的社交焦慮症較少被診斷出來，通常只被當做是憂鬱症來治療。

如果社交焦慮症合併有鬱症時，合併其他焦慮症的機會也會大幅增加，大約有65.2%。這就像滾雪球一樣，愈滾愈大愈嚴重。這樣的數據告訴我們：社交焦慮症必須盡早治療，最好在憂鬱症尚未出現前，就開始治療，這時病情最單純，治癒率也最高。

2007年，德國畢司德博士（Katja Beesdo）針對三千零二十一位個案的長期追蹤（從小一直追蹤到三十三歲）的研究發現，社交焦慮症的個案大約從十歲開始增加（不分男女），一直到了十八、十九歲個案數就到了頂點，顯

示這段年齡最容易產生社交焦慮症。社交焦慮症患者通常在罹病幾年之後，鬱症的比例才慢慢增加，差不多增加到十九、二十歲時，接近半數的社交焦慮症都到達鬱症的程度。

由此研究可以得知，早期治療比較不會得到鬱症，愈早治療、效果愈好。但是實際上，通常從個案開始出現社交焦慮症狀，到正式接受治療，恐怕已過了十年以上的時間，所以常會延誤治療的最佳時機。

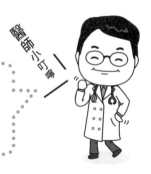

醫師小叮嚀

社交焦慮症嚴重程度愈輕者治療效果愈好，所以愈早治療、症狀愈輕，治療效果特別好。

醫│學│小│常│識

社交焦慮症與憂鬱症之嚴重程度，高度相關

　　台大醫師團隊在2007年至2010年間，針對三十多名的社交焦慮症患者，進行為期十二周的「速悅」療效之本土研究，發現在樣本裡有72.4%社交焦慮症合併有憂鬱症，也發現社交焦慮症與憂鬱症之嚴重度呈現高度相關，即社交焦慮症愈嚴重，憂鬱症也愈嚴重。

　　這些患者使用速悅來治療，平均每天劑量114mg。患者接受十二週的抗憂鬱藥治療後，憂鬱症治療有效比例是76%，非常高，亦即有四分之三的患者達到明顯效果。社交焦慮症治療有效比例是41%，比較低一點。所以，相較之下，憂鬱症比較容易治療，社交焦慮症比較難治療，這跟國外的研究報告一致。

註：持續治療期間若更久，則有效比例會更高，特別是社交
　　焦慮症，其治療反應會比較慢。

社交焦慮症與菸酒、網路上癮有關嗎？

在前述美國史田博士的研究中，社交焦慮症患者有24%與酒精和藥物濫用共病，比例很高。國外有不少案例更因為菸酒癮問題就醫後，才發現患者有社交焦慮症。

然而，根據台灣「心靈園地」網站的調查，社交焦慮症有酒癮共病者卻僅有2.9%，臨床案例雖然有，但並不多見。另，社交焦慮症合併有網路成癮者有7.9%。總之，社交焦慮症與成癮類型疾患的共病比例不算高。反而是藥酒癮和網路成癮比較有相關性，兩者都屬於成癮類型的精神疾病。

由於社交焦慮症患者怕出門見到陌生人，所以特別容易以「自我治療」的方式找尋出口，其中菸酒和網路可能因為容易取得，而成為常見的降低焦慮的方法。在實際案例中，曾有社交焦慮患者習慣藉酒壯膽紓壓，喝到後來出現雙手會不由自主顫抖的生理症狀。也有患者表示，喝一點酒之後比較放鬆，比較敢去參加社交場合，也較容易和異性講話。因此菸酒可算是患者自我治療的一種方式。這大概是歐美研究有如此高比例共病的原因。

但是，社交焦慮患者使用菸酒藥物是否達到成癮的標

準，還是因人而異。有些患者可能習慣以菸酒壯膽，幫助自己降低面對交談的焦慮，但若沒有嚴重到成癮的標準，就不能算有共病存在。

網路成癮是另一個新興的問題。由於社交焦慮症的患者不喜歡出門，也不喜歡與人面對面接觸，所以，對社交焦慮症的患者來說，網路是最理想的萬用工具。患者透過網路，可以匿名和他人自由互動、不用出門可以逛網路大街買東西、不敢去上課的人也可以上網聽演講、下載講義，因此網路變成可以解決社交焦慮的最佳方式。說不定，有些患者透過網路交友，反而逐漸克服了面對陌生人的障礙。因此，網路對於社交焦慮症患者是禍是福，尚無定論。

目前台灣的網路使用非常普遍，不論透過電腦或手機上網，已經到了人手一機的地步。相形之下，並非只有社交焦慮症的宅男宅女有網路成癮之虞，許多族群都有沉迷網海的現象出現，是否構成上癮症狀、是否達到共病標準、共病比例有多少，這些新興問題，都還有待進一步的調查和研究。

前面提過，社交焦慮症的患者不喜歡出門，因此就醫比例很低，但透過網路或許可以幫助解決這個問題。在

醫 | 學 | 小 | 常 | 識

社交焦慮症患者的自動化交談教練

　　美國麻省理工學院成功開發了一套名為「我的自動化交談教練」（my automated conversation coach, MACH）的電腦軟體，這套軟體的核心是複雜的臉部和語音識別系統，原本是為了幫助亞斯伯格症患者提高社交能力，可能也很適合用來幫助社交焦慮症患者。

　　MACH借助攝影機、麥克風、臉部識別、語音識別和自動應答系統，虛擬出現實世界的社交場景。MACH會追蹤使用者的口頭禪、分析使用者的笑容等等，並對使用者與虛擬談話對象交流的表現給予適時回饋。在一次一次的回饋中，使用者的社交技巧便不知不覺地提高了。

英國，藉由網路治療社交焦慮症已經是醫師處方的選項之一，費用可由健保給付，患者只要在家裡上網，就可以按部就班、循序漸進地配合療程，進行認知行為治療。我曾

與英國相關機構聯繫，詢問將這套網路治療的程式翻譯成中文版權的可能性，可惜所需經費太高，只好暫時作罷。

不過，可以確定的是，藉由網路進行衛教宣導、知識教育、線上評量檢測，並進一步提供治療及諮詢的方案，絕對是可行的方式，也是未來可以努力的方向，這也是社交焦慮症宅男宅女的最大福音。除此之外，於網路世界當中模擬社交情境進行暴露練習，也是很值得研究的方向。

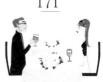

【結語】

打開宅男宅女的心窗

　　拜高科技所賜，不用出門能辦妥天下事的宅男宅女比例大幅提高，與親友可以透過網路溝通，完全不需接觸到陌生人，然而，如此卻可能錯失人生中其他美麗的風景和際遇。如果《電車男》沒有鼓起勇氣打電話給愛瑪仕小姐，最終的結局可能他還是孤單一人，愈來愈蒼老、握著滑鼠的手開始發抖，因為害怕陌生人，再也沒有勇氣搭電車。

　　與網路成癮者耽溺於虛擬世界不同，社交焦慮類型的宅男宅女其實非常渴望能跨出自己的小圈圈、盡情展現自我，或者結交新朋友，然而莫名的畏懼和焦慮卻讓他們裹足不前。

　　從國外的研究可以得知社交焦慮症的盛行率很高，但是在台灣卻苦無足夠的統計數據，正因為社交焦慮症患者是最害怕就醫的宅男宅女，因此台大醫師團隊已經從治療

社交焦慮症藥物研究轉而從虛擬病人的衛教著手，希望藉由網路，將社交焦慮症患者循循善誘至醫院接受治療。

社交焦慮症是可以治癒的疾病，雖然是慢性，但是治療效果很好，又不容易復發。讀者可以鼓勵身邊可能是社交焦慮症的親友上網檢測，如果檢測結果發現很可能是社交焦慮症，這時不用太恐慌，早期發現的話，治療效果是很不錯的。

最後再強調一下：高達四分之三的社交焦慮症患者治療效果顯著！不管是藥物的研究、認知行為治療的研究，結果都說明十分有效。如果社交焦慮症並不嚴重，採用認知行為治療，約是四分之三有效，使用藥物治療也約是四分之三有效，治療成功的比率很高。

如果讀者有親朋好友罹患社交焦慮症，記得請他及早治療，這可能會改變他的一生：歌聲美妙的得以站上舞台發光發熱，有商業頭腦的得以高升管理階層，帥的美的得以走上伸展台成為名模，說不定有人治癒口吃後還能競選，有人甚至提早得諾貝爾獎呢！

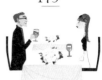

【附錄】

延伸閱讀

- 《放輕鬆，不焦慮：自律神經的保健之道》，2013，林奕廷，心靈工坊。
- 《學習認知行為治療：實例指引》（附DVD），2009，
  傑西・萊特（Jesse H. Wright）等著，心靈工坊。
- 《社交零壓力：擺脫焦慮，重塑自信》，2013，
  姬蓮恩・巴特勒（Gillian Butler），生智。
- 《不焦不慮好自在：和醫師一起改善焦慮症》，2013，
  林子堯、曾驛翔、亮亮，白象文化。
- 《焦慮是戒得掉的：不再自己嚇自己的四個練習》，2012，
  塔瑪・強斯基（Tamar Chansky），三采。
- 《我不再害羞了：42個練習克服畏縮》，2011，
  理查・布洛索維奇（Richard Brozovich）、琳達・闞斯（Linda Chase ,Lmsw），
  天下雜誌。
- 《零壓力社交：內向者的輕鬆人脈術》，2011，黛芙拉・札克（Devora Zack），
  天下文化。
- 《焦慮與恐懼自我療癒手冊》，2010，Edmund J. Bourne，心理。
- 《內向者求生術：內向者如何在外向的世界嶄露鋒芒》，2010，
  瑪蒂・蘭妮（Marti Olsen Laney），漫遊者文化。
- 《走出社交焦慮的陰影》，2007，艾瑞克・郝蘭德（Eric Hollander）、
  尼可拉斯・貝克勒（Nicholas Bakalar），商周文化。
- 《陪孩子走出害羞的角落》，2007，Philip G. Zimbardo & Shirley Radl，遠流。
- 《克服害羞輕鬆說話》，2007，麻生顯太郎，春光。
- 《再也不怯場：克服社交焦慮，接納自己》，2003，
  芭芭拉・馬克威（Barbara Markway）、葛雷格・馬克威（Gregory Markway），
  張老師文化。

MentalHealth 006

臺大醫師到我家‧精神健康系列
宅男宅女症候群：與社交焦慮症共處
Otaku Phenomenon:
Investigation of Social Anxiety Disorder Inside
作　　者—林朝誠（Chao-Cheng Lin）

總 策 劃—高淑芬
主　　編—王浩威、陳錫中
合作單位—國立臺灣大學醫學院附設醫院精神醫學部
贊助單位—財團法人華人心理治療研究發展基金會

出 版 者—心靈工坊文化事業股份有限公司
發 行 人—王浩威　　總 編 輯—王桂花
文稿統籌—莊慧秋　　主　　編—黃心宜、周旻君
文字整理—黃憶欣　　文稿協力—許琳英
特約編輯—王祿容　　美術編輯—黃玉敏
內頁插畫—吳馥伶

通訊地址—106 台北市信義路四段53巷8號2樓
郵政劃撥—19546215　　戶名—心靈工坊文化事業股份有限公司
電話—02）2702-9186　　傳真—02）2702-9286
Email—service@psygarden.com.tw
網址—www.psygarden.com.tw

製版‧印刷—中茂製版分色印刷事業股份有限公司
總經銷—大和書報圖書股份有限公司
電話—02）8990-2588　　傳真—02）2990-1658
通訊地址—242台北縣新莊市五工五路2號（五股工業區）
初版一刷—2014年3月　ISBN—978-986-6112-99-7　定價—240元

國家圖書館出版品預行編目（CIP）資料

宅男宅女症候群：與社交焦慮症共處／林朝誠作. ── 初版. ── 臺北市：
心靈工坊文化，2014.03
　　面；公分（MentalHealth；06）（臺大醫師到我家，精神健康系列）
　　ISBN 978-986-6112-99-7（平裝）

　　1.焦慮症　2.心理治療法

415.992　　　　　　　　　　　　　　　　　　　　　　103003812

心靈工坊 書香家族 讀友卡

感謝您購買心靈工坊的叢書,為了加強對您的服務,請您詳填本卡,
直接投入郵筒(免貼郵票)或傳真,我們會珍視您的意見,
並提供您最新的活動訊息,共同以書會友,追求身心靈的創意與成長。

書系編號—MH 006　　　　書名—宅男宅女症候群:與社交焦慮症共處

姓名 _____　　是否已加入書香家族? □是　 □現在加入

電話(O) _____　　(H) _____　　手機 _____

E-mail _____　　　　生日　　年　　　月　　　日

地址 □□□ _____

服務機構(就讀學校) _____　　　職稱(系所) _____

您的性別—□ 1. 女 □ 2. 男 □ 3. 其他

婚姻狀況—□ 1. 未婚 □ 2. 已婚 □ 3. 離婚 □ 4. 不婚 □ 5. 同志 □ 6. 喪偶
□ 7. 分居

請問您如何得知這本書?
□ 1. 書店 □ 2. 報章雜誌 □ 3. 廣播電視 □ 4. 親友推介 □ 5. 心靈工坊書訊
□ 6. 廣告 DM □ 7. 心靈工坊網站 □ 8. 其他網路媒體 □ 9. 其他

您購買本書的方式?
□ 1. 書店 □ 2. 劃撥郵購 □ 3. 團體訂購 □ 4. 網路訂購 □ 5. 其他

您對本書的意見?

封面設計	□ 1. 須再改進	□ 2. 尚可	□ 3. 滿意	□ 4. 非常滿意
版面編排	□ 1. 須再改進	□ 2. 尚可	□ 3. 滿意	□ 4. 非常滿意
內容	□ 1. 須再改進	□ 2. 尚可	□ 3. 滿意	□ 4. 非常滿意
文筆／翻譯	□ 1. 須再改進	□ 2. 尚可	□ 3. 滿意	□ 4. 非常滿意
價格	□ 1. 須再改進	□ 2. 尚可	□ 3. 滿意	□ 4. 非常滿意

您對我們有何建議?

_____

_____

_____

廣 告 回 信
台北郵局登記證
台 北 廣 字
第 1143 號
免 貼 郵 票

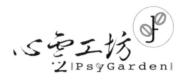

10684 台北市信義路四段 53 巷 8 號 2 樓
讀者服務組　收

免　貼　郵　票

（對折線）

加入心靈工坊書香家族會員
共享知識的盛宴，成長的喜悅

請寄回這張回函卡（免貼郵票），
您就成為心靈工坊的書香家族會員，您將可以——

隨時收到新書出版和活動訊息
‧‧‧‧‧‧‧‧‧‧‧‧‧‧‧‧‧‧‧‧
獲得各項回饋和優惠方案
‧‧‧‧‧‧‧‧‧‧‧‧‧‧‧‧‧‧‧‧